AF596027

RECHERCHES EXPÉRIMENTALES

SUR

LES LÉSIONS HISTOLOGIQUES DU REIN

PRODUITES

PAR LA CANTHARIDINE

SUIVIES

DE CONSIDÉRATIONS SUR DIVERS SYMPTOMES DE L'ALBUMINURIE CHEZ L'HOMME

AVEC UNE PLANCHE LITHOGRAPHIÉE

PAR

Le docteur E. LAHOUSSE, à Anvers.

Travail sorti du laboratoire privé de l'auteur.

BRUXELLES
A. MANCEAUX, LIBRAIRE-ÉDITEUR
Rue Trois-Têtes, 12 (Montagne de la Cour).

PARIS
GEORGES CARRÉ
112, boulevard St-Germain.

LEIPZIG
HUGO LORENZ
10, rue de l'Université.

1885

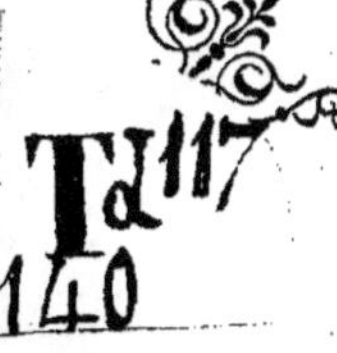

RECHERCHES EXPÉRIMENTALES

SUR

LES LÉSIONS HISTOLOGIQUES DU REIN

PRODUITES

PAR LA CANTHARIDINE

SUIVIES

DE CONSIDÉRATIONS SUR DIVERS SYMPTOMES DE L'ALBUMINURIE CHEZ L'HOMME

AVEC UNE PLANCHE LITHOGRAPHIÉE

PAR

Le docteur E. LAHOUSSE, à Anvers.

Travail sorti du laboratoire privé de l'auteur.

BRUXELLES
A. MANCEAUX, LIBRAIRE-ÉDITEUR
Rue Trois-Têtes, 12 (Montagne de la Cour).

PARIS	LEIPZIG
GEORGES CARRÉ	HUGO LORENZ
112, boulevard St-Germain.	10, rue de l'Université.

1885

TABLE DES MATIÈRES

FIN DE LA TABLE DES MATIÈRES.

RECHERCHES EXPÉRIMENTALES

SUR

LES LÉSIONS HISTOLOGIQUES DU REIN PRODUITES PAR LA CANTHARIDINE

SUIVIES

DE CONSIDÉRATIONS SUR DIVERS SYMPTOMES DE L'ALBUMINURIE CHEZ L'HOMME

I

L'anatomie et la chimie pathologiques constituent la base de la pathologie. La vie est une force de la matière organisée, se traduisant par un jeu continu d'actes physico-chimiques. Lorsque la matière organisée se trouble, soit dans sa morphologie, soit dans sa constitution chimique, sa physiologie, sa dynamique s'altère également : il y a maladie. Force, forme et matière sont tellement inséparables que les altérations subies par l'un des facteurs retentissent fatalement sur les deux autres. Certes, il existe encore des maladies dont le substratum anatomique et chimique reste obscur ou inconnu. La plupart des formes de l'aliénation mentale, par exemple, si l'on excepte la paralysie progressive, reconnaissent rarement des lésions nettement déterminées. Mais cela ne doit pas étonner ; l'histologiste ne sait que trop bien à quelles difficultés est soumise l'étude morphologique de l'écorce cérébrale, organe principal de la vie psychique. Les meilleurs colorants de la cellule nerveuse sont, *d'après moi, la nigrosine et la fuchsine* acide; or, ils colorent trop imparfaitement les cellules des hémisphères cérébraux pour qu'on puisse scruter tous les détails de leur structure. Et, comment étudier les altérations de ces cellules, quand on ne connait pas exactement ce qu'elles sont à l'état normal? Toujours est-il que plus la technique et les méthodes histologiques se perfectionnent, plus le cadre des maladies purement fonctionnelles se rétrécit. Rattacher toutes les maladies à des lésions anatomiques et chimiques constitue le but idéal du médecin, car bon thérapeutiste est celui-là seul qui est bon pathologiste. Le temps n'est plus où l'on pouvait aborder avec assurance le lit du patient sans être suffisamment versé dans l'anatomie et la chimie, les deux disciplines fondamentales de la biologie tant normale que pathologique.

L'anatomo-pathologiste se heurte souvent à de grandes difficultés, surtout lorsqu'il veut étudier l'évolution, la filiation, la pathogénèse des lésions morbides qu'il trouve sur le cadavre humain. Heureusement que la pathologie expérimentale lui vient en aide, en mettant entre ses mains un procédé d'investigation que nous employons en embryologie pour étudier la genèse des tissus et des organes. La pathologie expérimentale, en effet, permet d'étudier les lésions morbides dans l'espace et dans le temps. Quoique les processus essentiels de la vie s'accomplissent, chez les différentes espèces animales, suivant les mêmes principes et les mêmes lois, il n'en est pas moins vrai cependant que le protoplasme primordial, à travers le jeu de la sélection naturelle, a conservé chez la plupart d'entre elles des caractères différentiels. Ces caractères différentiels, consistant en des modes différents de réagir vis-à-vis des milieux environnants, se trahissent en biologie normale comme en biologie pathologique. Personne n'ignore la différence de susceptibilité que présentent les animaux vis-à-vis des microbes pathogènes; et, dans les expériences que nous allons relater tout à l'heure, ne voyons-nous pas le protoplasme rénal de la grenouille rester réfractaire aux plus fortes doses de cantharidine, tandis que celui du lapin, à l'instar de celui de l'homme, s'altère avec la plus grande facilité, sans qu'il soit nécessaire d'élever les doses? Il importe donc, quand on a recours à l'expérimentation chez l'animal pour éclairer la pathologie humaine, d'être toujours réservé et circonspect dans ses conclusions.

L'étude morphologique des différentes formes de la maladie de Bright, faite dans le laboratoire et sous la direction de mon estimé maitre J. Arnold, à Heidelberg, m'a fait adopter la classification dont voici le schéma :

I. Les dégénérescences simples, telles que la dégénérescence graisseuse (rein phosphoré) et la dégénérescence glycogène ;

II. Les dégénérescences inflammatoires ou néphrites proprement dites, c'est-à-dire, les dégénérescences qui s'accompagnent d'altérations de la paroi endothéliale des vaisseaux sanguins, avec émigration de globules blancs. Elles se divisent et se subdivisent comme suit :

A. Néphrites aiguës : *a*. forme hémorragique (gros rein rouge).
b. forme anémique (gros rein blanc ou jaune).

B. Néphrites subaiguës : *a*. gros rein rouge.
b. gros rein blanc ou jaune.

C. Néphrites chroniques : *a*. gros rein rouge.
b. gros rein blanc ou jaune.

III. Les dégénérescences inflammatoires avec hyperplasie consécutive du tissu conjonctif (cirrhose rénale, atrophie granulaire du rein, etc.) :

a. petit rein rouge.

b. petit rein blanc.

Le rein amyloïde que Wagner décrit comme une forme à part, appartient tantôt au premier groupe, tantôt au deuxième, et tantôt au troisième ; la dégénérescence amyloïde peut même n'affecter que les vaisseaux sanguins, rentrant avec le rein cardiaque dans le premier groupe de la classification de Weigert. Mais la forme la plus commune appartient au second groupe *B*, *b*, formant ainsi la quatrième espèce de gros rein blanc. Le rein scarlatineux appartient également aux trois groupes, ainsi qu'au premier groupe de Weigert.

En provoquant expérimentalement des altérations rénales, à l'aide d'injections sous-cutanées de cantharidine, j'ai cherché à élucider, ou du moins à éclairer quelque peu, différents points encore obscurs de la néphrite aiguë ; entr'autres les questions de savoir : 1°) si les glomérules sont affectés primitivement, secondairement ou simultanément par rapport aux altérations des tubes urinifères ; 2°) quelles sont les lésions caractéristiques de la néphrite aglomérulaire ; 3°) si les altérations parenchymateuses s'accompagnent ou non d'altérations interstitielles, et si par conséquent il faut établir une distinction entre la néphrite aiguë parenchymateuse et la néphrite aiguë interstitielle.

Différents auteurs ont fait, avant moi, les mêmes expériences. Mais, en biologie, les méthodes se perfectionnent continuellement ; on a donc toujours le droit de reprendre les travaux de ses devanciers, dans l'espoir de pouvoir mieux faire qu'eux. Résumons brièvement ces travaux. Nous exposerons après la technique et les méthodes que nous avons employées, ainsi que les expériences avec les résultats auxquels elles ont abouti. Nous finirons par quelques considérations d'ordre physiologique et pathologique.

II

Commençons d'abord par les auteurs qui, comme j'ai fait moi-même, ont provoqué une intoxication aiguë. Browicz trouva le labyrinthe exclusivement atteint d'altérations. Au début, les glomérules sont augmentés de volume. Plus tard, on trouve entre le peloton vasculaire et la capsule de Bowmann une substance hyaline, finement granuleuse, dépourvue de cellules et de noyaux. Aucune trace de desquammation ou de prolifération des cellules du revêtement épithélial de la capsule et du bouquet. Des dépôts hyalins et granuleux se produisent également dans l'intérieur des tubes urinifères sous forme de cylindres hyalins. Les cellules des tubes contournés ont subi la tuméfaction trouble, qui est prononcée au point d'obstruer totalement la lumière du canal. Browicz trouva, en outre, des éléments migrateurs dans l'intérieur des cellules, dans la lumière des canalicules entortillés, ainsi que dans le tissu interstitiel.

Cornil, à l'instar de Browicz, prit également le lapin comme sujet de ses expériences. Vingt minutes après l'injection de la cantharidine dans le tissu cellulaire souscutané, le rein se montrait déjà profondément modifié. Il remarqua d'abord la sortie de globules rouges et blancs des vaisseaux glomérulaires. Les leucocytes sont gonflés et remplis de granulations jaunâtres. En même temps, les cellules des tubes contournés sont remplies de granulations et comme noyées dans un liquide granuleux. Plus tard, après quarante minutes, outre les lésions précédentes, on remarque, entre la paroi interne de la capsule de Bowmann et le bouquet vasculaire, une zone granuleuse, ayant la forme d'un croissant, tandis que les vaisseaux du glomérule aussi bien que les capillaires situés entre les tubes urinifères et les branches du réseau veineux sont complètement gorgés de sang. Des granulations identiques existent à l'intérieur des tubes urinifères. Plus tard, les cellules plates de la capsule, qui jusqu'alors étaient restées intactes, ne présentant tout au plus qu'une légère tuméfaction, se desquamment à tel point qu'une ou deux heures après le début de l'intoxication, la paroi capsulaire se trouve entièrement dépouillée de son revêtement épithélial. L'inflammation gagne bientôt les voies d'excrétion du rein, les tubes droits et les tubes collecteurs, se caractérisant par une modification de la forme des cellules et par la migration des leucocytes. Les vaisseaux du rein présentent presque toujours une rangée de cellules lymphatiques contre leur paroi interne. Cornil rencontra également des globules blancs au sein du stroma.

Dunin, expérimentant sur des chats, ne trouva autre chose que la nécrose de coagulation des canalicules entortillés.

Aufrecht trouva les cellules de la capsule de Bowmann considérablement gonflées au point de refouler le bouquet de Malpighi. Les cellules des tubes urinifères sont troubles, tuméfiées et la lumière remplie de cylindres fibrineux. Les cellules épithéliales des glomérules sont également tuméfiées, de même que les noyaux des capillaires.

Ida Eliaschoff est le dernier auteur qui, à ma connaissance, se soit occupé de la question. Il est regrettable que son travail, fait sous la direction de Langhans, ne soit pas accompagné de dessins. Il m'est d'avis qu'on ne devrait jamais livrer à la publicité des recherches histologiques qu'en les accompagnant de dessins, sans lesquels, les descriptions, même les mieux faites, restent toujours obscures. Les altérations observées par Ida Eliaschoff affectent, mais à des degrés différents, les glomérules et tous les tubes urinifères; les anses descendantes font seules exception. Les altérations des glomérules, déjà manifestes après une demi-heure, se caractérisent par un léger gonflement des cellules épithéliales de la capsule et du bouquet, par la transsudation d'un liquide albumineux et l'émigration de globules rouges et blancs. Les cellules épithéliales ne prolifèrent pas, et les vaisseaux glomérulaires restent ouverts aux injections. Les tubes urinifères présentent leur plus haut degré d'altération au bout de deux à trois heures. Au début, la partie interne des cellules de revêtement des tubes contournés est rongée, beaucoup plus qu'à l'état normal; plus tard, la partie interne des cellules se détache, entrainant quelquefois le noyau, et forme un dépôt granuleux dans l'intérieur des tubes dont la lumière est considérablement élargie. Le restant de la cellule est granuleux et a perdu sa structure en bâtonnets. Les cellules de la partie inférieure des tubes collecteurs sont desquammées et dans l'intérieur de ces tubes, ainsi que dans les interstices des cellules restées adhérentes à la membrane, on trouve de grandes cellules arrondies que l'auteur considère comme des leucocytes. Elle ne trouva qu'une seule fois, deux heures après l'intoxication, des cylindres fibrineux dans la substance médullaire. Le stroma ne présentait pas de leucocytes.

Voyons encore les résultats obtenus par Schachowa et Cornil sur des chiens soumis à l'intoxication lente. Schachowa donna à plusieurs chiens, journellement, des cantharides par la bouche, et réussit à les conserver en vie pendant plusieurs semaines. Elle ne trouva aucune modification ni des glomérules, ni du stroma, ni des vaisseaux sanguins. Les canaux contournés étaient seuls altérés, et principalement la partie qui est en communication avec les anses descendantes. Les cellules sont grossies et leur protoplasme est rempli de granulations brillantes ; d'autres fois, elles sont desquammées et fondues en cylindres hyalins.

Cornil donna à un chien, tous les deux ou trois jours, pendant un mois, des doses soit de cantharidine injectée sous la peau, soit de poudre de cantharides mêlée à ses aliments. L'examen histologique des reins durcis par l'acide osmique, révéla les mêmes lésions que l'auteur avait trouvées et décrites, une année auparavant, dans la néphrite aiguë ou subaiguë de l'homme. Entre la capsule et le bouquet, se trouve un exsudat réticulé renfermant des globules rouges et blancs. Les cellules de la capsule sont tuméfiées. Les tubes contournés sont dilatés et dans leur lumière agrandie, Cornil constata, à côté de rares globules blancs, des boules claires ou grenues, de volume très variable, ou bien un exsudat réticulé avec des globules rouges. Les cellules épithéliales de ces tubes sont tuméfiées, renferment souvent des granulations graisseuses, et sont quelquefois surmontées d'une boule claire et transparente faisant saillie dans la lumière du canal. Quelques cellules montrent dans leur intérieur des cavités, quelquefois même, elles se trouvent transformées en de grandes vésicules transparentes. Cornil trouva, en outre, un grand nombre de leucocytes au sein du stroma, surtout aux environs des artérioles glomérulaires.

III

Je me suis servi de la cantharidine dissoute dans l'éther acétique à la dose de 0,01 gramme, en injections sous-cutanées à l'aide de la seringue de Pravaz. Pour favoriser la solution de la cantharidine, il importe de chauffer l'éther acétique, pour ne pas être obligé d'employer une grande quantité d'éther. D'ordinaire, quand on abandonne l'animal à son sort, la mort survient vers la troisième heure ou même plus tard, si le lapin est vigoureux. Il est bon de se servir de lapins du même âge, et qui paraissent avoir la même force constitutionnelle. Je me suis servi de lapins qui avaient été mis bas en même temps, de la même mère, et que j'avais élevés dans des conditions identiques. J'ai décapité les lapins intoxiqués, de dix en dix minutes, de manière à pouvoir étudier la succession des lésions rénales. Aussitôt après la décapitation, les reins sont coupés en très petits morceaux et déposés dans les liquides fixateurs. J'ai eu recours à diverses méthodes pour durcir, afin de les comparer entre elles et choisir la meilleure. J'ai employé les solutions ordinaires d'acide chromique, de bichromate de potassium, de bichromate d'ammoniaque, d'acide nitrique, de sublimé corrosif, ainsi que l'alcool absolu. Le sublimé corrosif, 3 grammes sur 50 grammes d'eau distillée, soit seul, soit additionné de quelques gouttes d'acide osmique dissous dans l'eau distillée, à la dose de 1 pour 200, m'a donné les meilleurs résultats ; c'est à lui que je donne la préférence pour étudier la structure normale et pathologique du rein. L'acide osmique seul a été employé également pour chercher s'il n'y avait pas de trace de dégénérescence graisseuse. Après avoir séjourné plus ou moins longtemps dans les liquides fixateurs d'après le volume du fragment, mais surtout d'après la nature du fixateur, les petites pièces sont soigneusement lavées dans l'eau distillée, puis déhydratées, par l'alcool ordinaire d'abord, par une action plus prolongée dans l'alcool absolu ensuite. Voici le procédé dont je me sers habituellement pour paraffiner les pièces déshydratées. Je les plonge d'abord dans l'huile d'œillet puis dans le xylol, puis dans un mélange à moitiés égales de xylol et de paraffine, ensuite dans un mélange composé de 1 partie de xylol sur 2 parties de paraffine. Dans chacune de ces solutions, elles séjournent une heure, à la température constante de 45° C. Puis on les imprègne, pendant deux heures, à la température constante de 58° C., dans un mélange à moitiés égales de paraffine fondant à 52° C. et de paraffine ne fondant qu'à 58° C. Les coupes ont été faites à l'aide de l'excellent microtome de Jung, et avaient ordinairement une épaisseur de 0,005 mm. Je les ai collées en séries sur le porte-objets à l'aide d'une goutte d'alcool absolu tenant en suspension un petit flocon de coton fulminant. L'enrobage dans la paraffine est peu usité, bien à tort, pour les études d'anatomo-pathologie. Si l'on veut étudier et scruter les altérations intimes de la cellule, il est d'ordinaire indispensable de recourir à des coupes aussi minces que possible, or avec des pièces imprégnées de celloïdine, il est difficile d'obtenir des coupes qui ont moins de 0,015 mm. d'épaisseur. Un autre désavantage que présente la celloïdine, c'est qu'on ne peut pas fixer les coupes sur le porte-objets; on perd ainsi beaucoup de temps en étant obligé de traiter chaque coupe séparément. Cependant l'imprégnation à l'aide de la celloïdine, constitue une méthode très utile, surtout pour faire des études topographiques; et je m'en suis servi également dans le cours de mes recherches. Voici le procédé dont je me sers, et que je préfère à celui qu'on emploie habituellement : les pièces de la grandeur de 1 centimètre cube et même davantage, après avoir été déshydratées par l'alcool absolu, sont plongées pendant plusieurs jours dans l'éther sulfurique, puis on les transporte dans une solution éthérée de celloïdine. Je recours à deux solutions, l'une de consistance sirupeuse, l'autre plus fluide. Les pièces séjournent dans chacune environ trois jours, et d'abord dans la solution la plus liquide. Les six jours étant écoulés, on met les pièces dans de petites boîtes en papier, faites ad hoc, et qu'on remplit de la solution sirupeuse. Exposées à l'air pendant deux heures, les pièces sont retirées de leurs boîtes et collées sur un bouchon en liège à l'aide de collodium. Après avoir séjourné quelque temps dans l'alcool ordinaire, elles peuvent être soumises à l'action du microtome. Remarquons encore que les coupes doivent être éclaircies par l'huile d'origanum, et non par l'huile d'œillet qui dissout la celloïdine.

J'ai eu recours également à la méthode de Posner, la méthode de la décoction. On trempe, pendant deux minutes environ, les pièces de la grandeur d'un centimètre cube, dans l'eau bouillante, et on les lave ensuite dans l'eau froide. Cette méthode est très utile et préférable à toutes les autres, pour reconnaître les moindres traces d'albumine qui se coagule in loco sous forme de fines granulations amorphes. Rien n'empêche d'achever le durcissement dans l'alcool absolu, et l'on peut, si on ne veut pas se servir du microtome à glace, les enrober dans la paraffine ou dans la celloïdine.

Comme colorants, nous avons employé l'hématoxyline, l'éosine, le carmin aluné de Grenacher, la nigrosine, la safranine, le violet de Gentiane, etc., etc.

Nous avons fait l'examen du sang recueilli à la face postérieure de l'oreille du lapin à l'aide des méthodes suivantes :

1°) On prend une solution de 0,6 % Na Cl à laquelle on peut ajouter avantageusement quelques gouttes d'une solution aqueuse (1 %) de violet de méthyle qui colore l'hémoglobine (Bizzozero). Le couvre-objet sur lequel on a recueilli une gouttelette de sang, est rapidement appliqué sur le porte-objet au milieu duquel on a préalablement déposé quelques gouttes de la précédente solution.

2°) Le couvre-objet avec sa goutte de sang est chauffé au-dessus d'une flamme de gaz, ou d'une lampe à alcool, à une température de 60° C, jusqu'à complète dessiccation; puis on le laisse flotter, pendant quelques secondes, à la surface d'une faible solution d'iodure de potassium iodé. L'iode a l'avantage de faire apparaître le stroma des globules rouges, ainsi que les plaquettes de Bizzozero ou les hématoblastes de Hayem.

3°) Un excellent procédé, auquel je recours volontiers, consiste à examiner la goutte de sang dans une solution contenant 99 % d'eau distillée, 1/2 Na Cl, 1/2 d'une solution d'acide osmique à 1 %.

Nous avons examiné l'urine chimiquement et microscopiquement. Pour constater si elle renferme de l'hémoglobine, je me suis servi du microspectroscope de Zeiss et du procédé de Teichmann.

Quant au procédé opératoire pour injecter le sulfate indigo-sodique dans la veine jugulaire externe du lapin, nous en parlerons plus loin.

J'ai essayé également d'empoisonner des grenouilles. Malheureusement, il m'a été impossible de produire chez elles l'intoxication aiguë ; après avoir pris pendant quatre semaines, tous les jours, 1/3 de centigramme de cantharidine, elles paraissaient bien portantes. Néamoins les reins examinés histologiquement, après ce laps de temps, offraient quelques altérations dont nous nous occuperons dans le chapitre suivant. Il n'est pas facile de faire absorber la cantharidine aux grenouilles, à cause de son insolubilité dans l'eau. On ne peut pas songer à l'injecter dissoute dans l'éther acétique; car celui-ci, même à la dose d'un centimètre cube, tue rapidement. L'alcool, dans lequel elle se dissout aussi, mais beaucoup moins bien que dans l'éther acétique, détermine facilement des convulsions suivies ordinairement de mort. J'ai voulu donner la cantharidine en pilules faites avec du pain ; mais les grenouilles, qui se trouvaient à ma disposition avaient jeûné depuis deux mois, or les grenouilles, qui ont jeûné longtemps, digèrent difficilement le pain. Je me suis trouvé obligé de déposer dans la bouche la dose indiquée, et de seringuer ensuite avec un peu d'eau, afin de forcer l'animal à faire des efforts de déglutition et d'entrainer les petits cristaux dans les voies digestives (1).

(1) Les médecins, qui possèdent des pièces pathologiques qu'ils n'ont pas le temps d'examiner au microscope, peuvent me les envoyer dans une fioie contenant de l'alcool absolu.

IV

Faisons d'abord quelques remarques sur la structure normale des cellules qui tapissent les tubes contournés et qui sont le siège principal des altérations pathologiques. Dans les ouvrages d'histologie normale, on enseigne que ces cellules sont de forme polyédrique et nettement limitées en dedans; or cette uniformité de structure n'existe certainement pas chez les lapins. A côté de cellules polyédriques et nettement limitées, ce qui constitue la règle, existent d'autres cellules dont la paroi interne est déchiquetée, comme rongée; d'autres fois, elles donnent naissance à des prolongements longs et effilés, poussant dans l'intérieur du canal; d'autres fois encore, mais plus rarement, la région interne de la cellule est dilatée, et dans cette dilatation, elle est plus homogène et plus transparente qu'ailleurs. Il importe de connaître ces déviations au type normal, pour ne pas croire qu'elles ont été produites par la cantharidine. Comment se produisent-elles? C'est difficile à dire. Ce n'est certainement pas le fait de l'un ou l'autre agent fixateur, puisqu'on les trouve partout, peu importe la nature du liquide fixateur. Ce n'est pas davantage un phénomène cadavérique, car il n'est pas possible d'admettre que les reins enlevés rapidement au lapin décapité, coupés en petits morceaux et plongés dans un liquide qui agit avec la plus grande célérité, comme le sublimé corrosif, aient subi l'influence de la mort. Je suis plus enclin à croire que ces déviations sont produites par l'activité sécrétoire des cellules surprise au moment de la décapitation. Ne voyons-nous pas la plupart des glandes sécrétoires, le pancréas, le foie, les glandes salivaires, l'estomac présenter des changements morphologiques de leurs cellules, d'après qu'elles sont en repos ou en activité? Pourquoi n'en serait-il pas de même des reins qui sont constamment le siège d'une activité sécrétoire si intense? Quant à la différenciation du protoplasme en bâtonnets, que le lecteur se rappelle les admirables travaux de Heidenhain.

Je ne me propose pas de relater toutes les expériences que j'ai instituées, car faites de dix en dix minutes il en est beaucoup qui se répètent et n'apprennent rien de neuf. Nous voulons seulement exposer celles qui suffisent pour poursuivre la succession des phénomènes morbides.

Expérience I. — 10 décembre 1884. Le lapin pèse 1128 grammes. A 10 h. du matin, injection de 0,01 gr. de cantharidine dans le tissu cellulaire sous-cutané du dos. L'animal n'offre aucun phénomène morbide bien marqué, sauf une légère accélération des mouvements respiratoires et des battements cardiaques. Pas de déjections alvines ni relâchement d'urines. Quinze minutes après l'injection, le lapin est décapité. Le sang n'offre aucune altération microscopique. La vessie est distendue par l'urine qui recueillie dans un vase, se présente sous forme d'un liquide brunâtre, de réaction alcaline et fortement sédimenteux. Le sédiment se compose de cellules rénales et vésicales, de mucus, de quelques cristaux de phosphates ammoniaco-magnésiens, et de rares globules blancs et rouges. *Pas de cylindres*. Le liquide filtré se trouble par la chaleur, mais redevient clair dès qu'on y ajoute quelques gouttes d'acide azotique ; le précipité formé par la chaleur n'est donc pas de l'albumine, mais des phosphates et des carbonates d'ordinaire si abondants dans l'urine du lapin. Cependant en ajoutant, après avoir suffisamment acidifié l'urine par l'acide acétique, quelques gouttes d'une solution concentrée de ferro-cyanure de potassium, il se produit une légère opalescence : preuve qu'il existe quand même des traces d'albumine que l'acide azotique combiné à la chaleur était incapable de découvrir. L'urine contient, en outre, des matières colorantes de la bile, comme le prouve la réaction de Gmélin. *Aucune trace d'hémoglobine.* Nous venons de voir que le sédiment urinaire contient quelques globules rouges; or nous savons que ceux-ci perdent très facilement dans l'urine leur matière colorante, on pourrait donc prendre une hématurie pour une hémoglobinarie. Pour éviter cette erreur, nous avons rapidement filtré une partie de l'urine, et recueilli les deux premières gouttes sur deux porte-objet différents, pour servir l'une au microspectroscope, l'autre à l'examen des cristaux de Teichmann. D'ordinaire, le papier à filtrer ne retient pas les globules rouges; cependant, quand l'urine contient beaucoup de mucus et d'autres matières sédimenteuses, comme c'était le cas ici, les globules passent difficilement. Aussi en examinant préalablement au microscope les deux gouttes fraichement filtrées, je me suis convaincu qu'elles n'en renfermaient pas. D'ailleurs, l'absence de cristaux d'hémine et de raies d'absorption constitue une preuve irréfutable.

A l'examen macroscopique, les reins ne présentent rien de fort remarquable, sauf une plus grande rougeur.

Au microscope, les bouquets de Malpighi sont altérés comme suit : Les anses vasculaires sont gorgées de sang, principalement celles qui, occupant le milieu du bouquet, sont de nature veineuse. Dans l'espace compris entre les glomérales et la capsule de Bowmann, existent de fines granulations amorphes, de nature albuminoïde, entremêlées quelquefois de filaments fibrineux, des globules blancs, et plus rarement des globules rouges. Les cellules épithéliales qui tapissent la capsule et le peloton sont déjà manifestement tuméfiées mais non encore desquammées. Les cellules polyédriques des canaux contournés ont déjà perdu en partie leur structure en bâtonnets et commencent à présenter un léger degré de tuméfaction trouble. Leur limite interne est devenue plus irrégulière ; l'état déchiqueté, rongé qu'on n'observe qu'exceptionnellement à l'état normal, se généralise. On ne remarque plus ces prolongements longs et effilés qui poussent dans l'intérieur du canal. La partie interne des cellules, commence à se transformer en boules homogènes et transparentes. Je n'ai pas pris de dessin de ces altérations initiales, car on les retrouve dans les expériences suivantes, à côté d'altérations plus avancées. (Fig. V, fig. 1.)

Mais à côté de cette nécrose progressive se trouvent d'autres conduits qui ont été frappés d'une nécrose complète et instantanée ; les cellules sont entièrement desquammées et gisent dans l'intérieur des tubes où elles forment un détritus granuleux mêlé de noyaux. Les anses de Henle, les tubes droits et collecteurs sont intacts. Dans le tissu interstitiel et principalement autour du vas afferens des glomérules, existent des petits foyers d'éléments migrateurs. Les capillaires situés entre les conduits urinifères sont, à l'instar des vaisseaux glomérulaires, gorgés de sang. Il est important de faire remarquer, dès maintenant, que je n'ai jamais pu constater des altérations dans les bouquets de Malpighi sans en voir également du côté des canaux entortillés. Tous les lapins examinés plus tôt ne présentaient aucune altération, ou bien les bouquets vasculaires et les canalicules entortillés étaient frappés simultanément. Mais on pouvait voir, dans l'espace capsulaire, des granulations amorphes et des globules de sang, longtemps avant d'en voir dans la lumière des tubes. Le rein, en outre, renferme deux espèces de pigment. L'un est formé de petites sphères, de volume variable, nettement limitées et d'une coloration bronzée ; les plus grandes offrent une fine cristallisation en forme d'étoile non sans ressemblance avec les cristaux d'urate d'ammoniaque. Comme ceux-ci elles disparaissent sous l'action des acides forts. Mais ce pigment ne nous intéresse pas, puisque je l'ai trouvé également dans les reins normaux, servant de contrôle, du lapin élevé dans les mêmes conditions que ceux qui avaient servi à l'intoxication cantharidienne. L'autre pigment, celui-ci n'existe pas dans le rein normal, est d'un vert brunâtre, en forme de granulations et de fines aiguilles. Quelle est la nature de ce pigment ? En traitant les coupes obtenues par le microtome à glace adapté au microtome de Zeiss, on ne le voit pas disparaître ni par le chloroforme ni par l'eau ni par l'éther, mais bien par l'alcool ordinaire et l'acide acétique ; autant de réactions qui caractérisent la biliverdine, dérivé immédiat de la bilirubine. Je suis d'autant plus porté à le considérer de nature biliaire, que l'urine offrait la réaction de Gmélin. Dans les coupes provenant des pièces qui avaient été enrobées dans la paraffine, ce pigment existe, quoique l'alcool, qui est un dissolvant de la biliverdine, joue un rôle important dans ce procédé d'enrobage. Il faut croire que sous l'action du sublimé corrosif, la biliverdine a perdu son pouvoir de se dissoudre dans l'alcool, d'autant plus que ce pigment manque dans les coupes qui avaient été durcies par l'alcool et l'acide nitrique.

Expérience II. — 22 décembre 1884. Le lapin pèse 1202 gr. A 10 h. du matin, injection de 0,01 gr. de cantharidine dans le tissu cellulaire sous-cutané du dos. Après vingt minutes, l'animal lâche des urines et des déjections alvines très abondantes. Le cœur et la respiration sont accélérés. Décapitation à 10 1/2 h., c'est-à-dire une demi-heure après l'injection. La vessie est vide et injectée. Le sang est normal.

L'examen macroscopique des reins dénote, comme dans la première expérience, une congestion très prononcée.

Au microscope, on voit du côté des glomérules les mêmes lésions que précédemment, mais à un degré plus prononcé et dans un plus grand nombre de glomérules. En outre, les cellules de la capsule de Bowmann sont fortement tuméfiées et en grande partie desquammées; il en est de même des cellules qui tapissent le bouquet vasculaire (fig. V. e). Les leucocytes situés dans l'espace capsulaire sont également gonflés et renferment souvent de fines granulations pigmentaires. Quelques-uns des tubes contournés présentent la nécrose complète, instantanée; la plupart sont le siège de la nécrose progressive et les altérations qui caractérisent cette dernière sont plus nettes et plus avancées que dans l'expérience précédente. La structure en bâtonnets tend de plus en plus à disparaître; dans certaines parties on n'en voit plus aucune trace. Les cellules sont devenues troubles, granuleuses; elles présentent des boules protéïques et des microsomes. Il importe de nous arrêter quelques instants à ces deux productions anormales.

La partie interne des cellules se dilate considérablement sous forme d'ampoules. Ces ampoules ne tardent pas à devenir des sphères, des boules qui, au début encore adhérentes à la cellule, finissent par s'en séparer entièrement et tombent dans la lumière du canal. Elles sont transparentes ou légèrement granuleuses, et ne se colorent pas ou très peu. (Fig. I d, b. Fig. II d, b. Fig. IX b). Cornil les a observées dans l'albuminurie aiguë et subaiguë chez l'homme, et dans la néphrite subaiguë produite, sur un chien, par la cantharidine. La description qu'il donne des lésions rénales produites, chez les lapins, par l'intoxication aiguë, n'en fait aucune mention. Comme Cornil, je crois qu'elles sont produites par la liquéfaction du protoplasme cellulaire. Il est des auteurs (Hortolès, Schachowa) qui attribuent ces boules à l'influence de l'acide osmique dont Cornil s'était servi pour durcir les reins. Je suis en droit d'affirmer que cela n'est pas exact, puisque je les ai trouvées, quelque fût la nature du fixateur employé. Je les ai trouvées, aussi nettement et aussi abondamment, sur les coupes durcies par le sublimé corrosif, les bichromates, l'alcool, etc., que sur celles qui avaient subi l'acide osmique. Wagner est également dans l'erreur quand il considère ces boules comme une production normale. Nous avons dit, plus haut, que la partie interne des cellules de revêtement des canaux contournés présente quelquefois des dilatations plus transparentes que le restant cellulaire, mais c'est un fait exceptionnel, et jamais ces dilatations ne forment des ampoules, des sphères qui plus tard se détacheront de la cellule-mère pour former, dans l'intérieur des tubes, un amas de boules irrégulières et légèrement granuleuses. Or, l'exagération d'un fait physiologique relève de la pathologie.

Venons-en aux microsomes. Ceux-ci existent dans l'intérieur des cellules dégénérées, dans les interstices cellulaires et dans l'intérieur des tubes contournés. Ce sont de grosses granulations, de forme irrégulière, d'un rouge brillant, de grandeur variable et se colorant vivement par l'éosine mais surtout par la safranine et la fuchsine acide. Il n'est pas rare que, dans les interstices cellulaires, ces microsomes anormaux prennent une forme filamenteuse. J'en ai vus même dans l'intérieur du noyau. (Fig. III h. Fig. VIII h. et fig. IX h.) Ils sont identiques à ceux que Lebedeff a observés chez les chiens rendus hémoglobinuriques à la suite d'injections d'acide pyrogallique, et que moi-même j'ai vus chez des lapins, nous le verrons à l'instant, que j'avais empoisonnés par la glycérine. Je crois avec Lebedeff que ces microsomes sont formés d'hémoglobine. Dans la lumière des tubes, ces granulations se fondent le plus souvent pour former des cylindres rouges, homogènes, d'épaisseur et de longueur variable, et souvent échancrés le long de leurs bords latéraux. Mais il n'est pas rare non plus de les voir isolées, non encore fondues. (Fig. VI). On voit également des cylindres hyalins, pâles et transparents, mais quelquefois aussi légèrement colorés, probablement par addition d'une plus ou moins grande quantité d'hémoglobine. Il existe également des cylindres granuleux auxquels adhèrent des cellules, soit des leucocytes soit des cellules rénales desquammées et nécrosées; mais ils sont beaucoup plus rares que les cylindres hyalins et les cylindres d'hémoglobine. (Fig. XIV). On peut déjà remarquer, à cette époque, une zône finement striée, à la limite interne des cellules des tubes contournés, alors même que ces cellules ont perdu leur région interne, sous forme de boules protéïques (fig. IX, s). Lebedeff a signalé ce fait, chez des chiens rendus hémoglobinuriques. Ces stries ne ressemblent pas mal à des cils vibratils, mais elles sont plus serrées les unes contre les autres. Les anses ascendantes de Henle sont également altérées, quoiqu'à un moindre degré que les canaux entortillés. La structure en bâtonnets a partiellement disparu, il y a tuméfaction trouble, et les boules protéïques commencent à se développer. Les anses descendantes de Henle, les tubes droits et collecteurs sont intacts, sauf que les tubes droits renferment un grand nombre de cylindres. Comme dans l'observation précédente, on voit les deux espèces de pigment, ainsi que de petits foyers d'éléments migrateurs au sein du stroma.

Expérience III. — 4 janvier 1885. Le lapin pèse 1253 gr. A 10 h. du matin, injection de 0,01 gr. de cantharidine dans le tissu cellulaire sous-cutané du dos. Après un quart d'heure, l'animal a des urines et des déjections alvines très abondantes. Accélération des mouvements cardiaques et respiratoires. De temps à autre, le lapin triste et anxieux, se couche sur le côté droit; le train postérieur paraît légèrement paralysé. Décapitation à 11 h., c'est-à-dire une heure après l'injection. La vessie est injectée et vide. Le sang est histologiquement normal.

A l'examen macroscopique, les reins sont rouges et augmentés de volume.

Au microscope, les glomérules présentent les mêmes altérations que dans les observations précédentes. Dans les canalicules contournés, les boules protéïques sont entièrement séparées des cellules qui les ont produites; il en résulte un agrandissement considérable de la lumière. Mais tous les tubes entortillés n'ont pas subi la liquéfaction de la région interne des cellules; celles qui ont échappé à ce processus, sont considérablement gonflées au point de rétrécir totalement la lumière du canal. Je m'explique comment les auteurs, avant moi, ont avancé les uns que la lumière des canaux contournés était agrandie, les autres qu'elle était rétrécie. Ces cellules fortement tuméfiées ne renferment plus ou très peu de bâtonnets, mais des granulations albuminoïdes (tuméfaction trouble), et des vacuoles de différente grandeur, le plus souvent entièrement homogènes, et ne se colorant presque pas. (Fig. IV, v.) Ces vacuoles progressent vers la lumière du canal où elles finissent par tomber, s'attachant souvent aux cylindres d'hémoglobine (Fig. VI.)

Les autres altérations ne diffèrent pas de celles que nous avons observées et décrites dans les observations précédentes. Remarquons seulement que les anses ascendantes de Henle sont de plus en plus altérées.

Expérience IV. — 22 janvier 1885. Le lapin pèse 1264 gr. A 10 h. du matin, injection de 0.01 gr. de cantharidine dans le tissu cellulaire sous-cutané du dos. Après une demi-heure, urines et selles abondantes. Accélération du cœur et de la respiration. Après 2 heures, apparaissent des moments d'agitation alternant avec de la somnolence. La mort survient à 1 1/4 h. de l'après-midi, précédée de quelques mouvements convulsifs. La vessie est vide et injectée. Le sang est normal.

A l'œil nu, les reins sont fortement congestionnés et tuméfiés. A la coupe, on voit dans la substance corticale de petits points rouges, et la striation de la zone intermédiaire a perdu de sa netteté.

L'examen microscopique révèle, du côté des glomérules, non seulement des granulations amorphes d'albumine, des leucocytes, voir même des globules rouges, mais une tuméfaction et une desquammation très intense des cellules épithéliales qui recouvrent normalement la capsule et le peloton vasculaire. La capsule de Bowmann présente quelquefois de l'œdème et un léger degré d'hypertrophie. A l'intérieur des vaisseaux glomérulaires d'ordinaire gorgés de globules rouges, existent ça et là des cellules riches en protoplasme et renfermant plusieurs noyaux. (Fig. XII.) Dans la figure XI, on voit deux noyaux séparés par un espace vacuolaire, dans lequel on observe quelques fines granulations, mais aucune trace de filaments pouvant en imposer pour un restant de figures cariocinétiques. Je suis d'avis que l'un des noyaux est une masse de nucléine qui s'est échappée du sein du noyau primitif, laissant à sa place une vacuole. Les vaisseaux glomérulaires renferment moins de cellules endothéliales que normalement et celles-ci sont tuméfiées. On distingue facilement les cellules endothéliales des cellules épithéliales des bouquets de Malpighi ; les premières sont plus pauvres en protoplasme et leur noyau se colore plus vivement. Quelquefois les bouquets de Malpighi sont ratatinés, comme transformés en une masse de tissu fibreux. (Fig. X.) Tous les conduits urinifères de la substance corticale et médullaire sont malades, mais à des degrés divers. Dans les tubes entortillés, la nécrose a fait des progrès considérables. Les cellules ont perdu la plupart de leurs granulations, elles sont devenues transparentes ; les noyaux seuls sont encore conservés, mais ils sont gonflés et ont déjà perdu une partie de leur nucléïne (fig. VIII). Les cellules des anses descendantes sont légèrement tuméfiées, elles sont plus saillantes dans l'intérieur du tube ; je n'y ai pas trouvé d'autres altérations. Les anses ascendantes sont modifiées de la même manière, et presqu'autant que les conduits contournés. Les tubes droits et les tubes collecteurs sont remplis de cylindres, et leurs cellules sont souvent entièrement desquammées. Dans les tubes collecteurs, les cellules, de cylindriques qu'elles sont à l'état normal, sont devenues polyédriques. D'après Cornil, les petites cellules, en forme de coin ou d'étoile, qui s'interposent entre les cellules polygonales des tubes collecteurs, sont des éléments migrateurs. Je ne puis me rallier à cette opinion. Certes, il existe des globules blancs entre les cellules des tubes collecteurs aussi bien que des autres tubes urinifères, mais c'est là un fait très rare, et ils ont tout autre aspect que les cellules dont il s'agit en ce moment. Je crois plutôt que les cellules, en forme de coin, sont des cellules appartenant au tube collecteur, mais aplaties et déformées par les cellules voisines. En effet, rien de plus fréquent que de voir, sur une coupe transversale de la substance médullaire, toute la rangée circulaire des cellules qui tapissent le tube collecteur, s'éloigner, en se rétractant, de la membrane propre. (Fig. VII o.) A l'intérieur de ces mêmes tubes, il n'est pas rare non plus de voir des cellules à prolongements, des cellules à facettes, à crêtes d'empreinte; mais ce ne sont pas là non plus des leucocytes, comme le prétend Cornil, mais des cellules des tubes droits, qui ont subi le travail de la desquammation, et qui sont venues tomber dans l'intérieur des tubes collecteurs (fig. VII *f*). Quant aux autres altérations, elles ne diffèrent guère de celles que nous avons observées dans les expériences qui précèdent.

Expérience V. — Les grenouilles, après avoir pris pendant quatre semaines journellement un tiers de centigr. de cantharidine, ne présentaient aucune altération du parenchyme rénal. Les longs cils vibratils et les bâtonnets étaient restés intacts. Le tissu interstitiel seul était le siège d'une assez grande migration de globules blancs.

Nous avons également institué des recherches sur l'action de la glycérine, en vue de comparer les altérations rénales produites par la cantharidine avec celles qui se manifestent dans le cours d'une véritable hémoglobinurie. Les agents capables de produire la destruction des globules rouges du sang, laissent tantôt l'hémoglobine intacte, tantôt ils la réduisent à l'état de méthémoglobine. A la première catégorie appartiennent : la transfusion d'un sang étranger (Panum, Ponfick), les brûlures (Ponfick, Klebs, Lesser, etc.), l'empoisonnement par les morilles (Boström, Ponfick), la glycérine (Luchsinger), l'iode (Lebedeff), le toluylendiamine, et l'acide pyrogallique (Afanassiew), etc. A la seconde catégorie appartiennent les chlorates (Marchand).

Bridges-Adams injecta à des lapins 35 cc. d'un mélange de glycérine et d'eau, dans la proportion de 2 : 3. L'animal meurt ordinairement 2 à 3 heures après l'injection. Les reins examinés, à l'aide de la méthode de Posner, révèlent la présence d'hémoglobine dans l'espace capsulaire, dans la lumière des tubes contournés et droits, ainsi que dans les capillaires et les vaisseaux sanguins. Les cellules épithéliales étaient restées intactes.

Lebedeff, travaillant sous la direction de Marchand, ne trouva, du côté des bouquets de Malpighi, rien d'autre qu'une filtration d'hémoglobine dans l'espace capsulaire. Les cellules des canalicules entortillés étaient creusées de vacuoles, et la lumière de ces conduits était remplie de boules hyalines ou d'un réseau à mailles irrégulières. Il observa aussi des cylindres homogènes et granuleux.

Afanassiew, travaillant dans le laboratoire de Cohnheim, sous la direction de Weigert, trouva, du côté des glomérules, des altérations qui caractérisent la néphrite glomérulaire de Ribbert, dont nous parlerons bientôt, ainsi qu'un filtration d'hémoglobine. Du côté des tubes entortillés, il remarqua de la dégénérescence graisseuse, de la nécrose de coagulation et un dépôt de sels calcaires.

Voyons maintenant les résultats auxquels nos expériences ont abouti. Il suffit d'en citer une.

Expérience VI. — 8 février 1885. Le lapin pèse 1304 gr. A 8 h. du matin, injection de 6 g. de glycérine ordinaire dans les tissus sous-abdominaux. Pendant la journée, l'animal refuse toute nourriture, il est triste et abattu.

A 8 h. du soir, l'urine recueillie, par compression de l'abdomen, se présente sous forme d'un liquide rouge-brunâtre, de réaction alcaline et fortement sédimenteux. Dans le sédiment, on trouve de nombreux leucocytes, des cellules rénales plus ou moins altérées, de l'hémoglobine en granulations. *Pas de cylindres.* L'urine filtrée, traitée par le Nacl et l'acide acétique, renferme beaucoup de cristaux d'hémine, et le microspectroscope laisse voir distinctement les deux bandes d'absorption de l'oxyhémoglobine. Dans le sang, on voit ci et là des globules rouges devenus incolores.

Le lendemain matin, à 10 1/4 h., l'animal meurt en présentant les symptômes de l'opisthotonos. La vessie est distendue, et l'urine, recueillie dans un vase, présente tous les caractères microscopiques de l'urine de la veille, sauf qu'elle renferme un grand nombre de cylindres granuleux, recouverts ou *non de cellules altérées. Pas d'autres cylindres.* Au microspectroscope, à côté des deux raies d'absorption de l'oxyhémoglobine, commence à se dessiner vaguement la raie caractéristique de la méthémoglobine. Le sang recueilli dans les ventricules cardiaques, présente beaucoup de globules rouges devenus incolores et un assez grand nombre de plaquettes de Bizzozero.

A l'examen macroscopique, les reins sont rouges, plus durs et semblent plus petits qu'à l'état normal.

A l'examen microscopique, les bouquets de Malpighi dénotent toutes les altérations que nous avons observées après l'empoisonnement par la cantharidine, avec cette différence qu'au sein des vaisseaux glomérulaires existent un plus grand nombre de cellules à plusieurs noyaux, et que la congestion dépend du vas afferens (fig. XV). Je n'ai trouvé nulle part des traces de rétrécissement, de ratatinement. Les tubes urinifères présentent aussi les mêmes altérations, mais à un moindre degré. Il existe par endroit de la nécrose de coagulation. A l'intérieur des cellules des tubes contournés, dans les interstices cellulaires et dans la lumière de ces canaux, existent des granulations rouges, brillantes, de forme irrégulière, tout à fait semblables à celles que nous avons vues dans les reins empoisonnés par la cantharidine. On voit de temps à autre, la zone finement striée de Lebedeff. La lumière est presque toujours agrandie. Le noyau présente souvent une altération remarquable : (fig. XIII) une partie compacte de nucléïne s'est échappée du noyau qui reste entr'ouvert. Quelle signification possède ce noyau supplémentaire? Est-ce un phénomène de destruction, de régression, ou bien une tentative de régénération analogue à celle que Masanori Ogata a trouvée dans le pancréas? Je l'ignore; mes recherches n'ont pas porté plus loin. On remarque également un grand nombre de cylindres d'hémoglobine et de cylindres granuleux. Presque pas de cylindres hyalins. Il n'y a ni biliverdine ni dépôt de sels calcaires. L'émigration des globules blancs est aussi prononcée qu'après la cantharidine.

V

Dans les expériences instituées pour étudier les lésions de la néphrite aiguë provoquée par la cantharidine, nous avons trouvé, pour nous résumer brièvement, des altérations débutant simultanément dans les bouquets de Malpighi, les tubes entortillés et le tissu interstitiel. Tandis que l'altération du stroma, consistant dans la migration de leucocytes, conserve, à peu de choses près, le même degré d'intensité, quelle que soit la durée de l'action cantharidienne, celles, au contraire, qui frappent les pelotons vasculaires et les tubes contournés, acquièrent une intensité progressive et finissent par envahir tous les tubes urinifères. Du côté des glomérules, les vaisseaux sont hypérémiés, il y a exsudation d'albumine, émigration de leucocytes et de rares globules rouges. Plus tard, les cellules épithéliales des vaisseaux et de la capsule de Bowmann se tuméfient et se desquamment. Plus tard encore, les cellules endothéliales des vaisseaux glomérulaires sont gonflées, et à l'intérieur de ces vaisseaux, existent des amas protoplasmatiques riches en noyaux. J'ai remarqué quelquefois, dans les périodes ultimes, un ratatinement des glomérules avec hypertrophie capsulaire. Du côté des tubes urinifères, les cellules présentent quelquefois, dès le début, une nécrose complète avec desquammation, mais le plus souvent elles s'altèrent progressivement. D'abord, on les voit perdre leur structure en bâtonnets, se remplir de granulations albuminoïdes et le plus souvent se dilater, dans leur partie interne, pour former des ampoules, des sphères qui finissent par tomber dans l'intérieur des canaux, entraînant quelquefois dans leur chute les noyaux. Il en résulte que la lumière de ces canaux se trouve dilatée, les cellules qui les tapissent ayant diminué de volume. D'autres fois, les cellules se tuméfient uniformément sans présenter ni ampoules ni sphères; leur masse est parsemée de petites vacuoles (dégénérescence hydropique de Ziegler). La lumière de ces canaux est rétrécie. La nécrose progressant continuellement, les cellules se raréfient, les granulations se fondent et disparaissent, les noyaux eux-mêmes, restés plus longtemps réfractaires, finissent par s'émietter. Dans l'intérieur des cellules, dans leurs interstices, au sein du noyau et dans l'espace capsulaire, nous avons remarqué des granulations d'hémoglobine, identiques à celles que nous avons trouvées après l'empoisonnement par la glycérine. Dans la lumière des canaux, ces granulations se fusionnent d'ordinaire et forment des cylindres homogènes, d'un rouge brillant et souvent parsemés de vacuoles. Il existe également des cylindres hyalins et granuleux. Les anses ascendantes s'altèrent plus tard que les tubes entortillés, mais leurs altérations ne diffèrent guère de celles que nous venons de décrire. Quant aux autres tubes, ils s'altèrent plus tard encore et beaucoup moins. Les cellules qui tapissent les anses descendantes de Henle, sont tuméfiées, et celles des tubes droits et collecteurs sont quelquefois desquammées. Nous avons trouvé également, parsemé dans le rein, un sédiment que nous avons considéré, eu égard à ses réactions microchimiques, de nature biliaire. Nous n'avons trouvé ni dégénérescence graisseuse, ni nécrose de coagulation. L'urine du début ne renferme pas d'hémoglobine mais des traces de sérum-albumine et des colorants biliaires. Son sédiment se compose de mucus, de cellules rénales et vésicales, de leucocytes, de rares globules rouges et de phosphates ammoniaco magnésiens en cristaux octaédriques. Pas de cylindres. Plus tard il y a anurie quasi complète. Le sang reste normal.

Avant de reprendre les trois questions que nous nous sommes posées en instituant nos recherches, disons quelques mots des globules et des cylindres d'hémoglobine que nous avons découverts dans le stade subséquent au début de la néphrite cantharidienne. Nous ne pouvons pas parler d'hémoglobinurie, puisque l'urine au début ne contient aucune trace d'hémoglobine, et que plus tard il y a anurie. Nous ne pouvons pas davantage parler d'hémoglobémie, car le sang reste intact. Le sang pris du lapin empoisonné, à quelque période qu'on l'examine, de même que le sang mis en contact avec de fins cristaux de cantharidine, et examiné directement sous le microscope, ne présente aucune altération de ses globules rouges, contrairement à ce que nous voyons, quand on étudie, dans les mêmes conditions, l'action de la glycérine, de l'acide pyrogallique et du toluylendiamine. Peut-être que la destruction des globules rouges, avec filtration consécutive de l'hémoglobine, au niveau du rein, dépend des troubles circulatoires du rein ou des lésions épithéliales. Il ne peut être question non plus d'attribuer les lésions inflammatoires du rein au passage de la matière colorante, comme on a droit de le faire pour les véritables hémoglobinuries, puisque ce passage est un phénomène consécutif. Les lésions inflammatoires dépendent du passage de la cantharidine, à travers les capillaires du stroma, les vaisseaux glomérulaires, et probablement aussi des capillaires qui forment un réseau à mailles polygonales autour des tubes contournés.

La néphrite aiguë débute-t-elle, chez l'homme, simultanément dans les glomérules et dans les tubes urinifères? S'il fallait en juger par les expériences que nous avons faites, il faudrait répondre affirmativement. Mais il importe d'abord de se poser une question préalable. En laissant de côté l'ordre chronologique des lésions, les glomérules et les canaux urinaires sont-ils toujours altérés ensemble dans la néphrite aiguë? Avec la plupart des anatomo-pathologistes, je crois qu'il en est ainsi, et qu'il existe habituellement un parallélisme entre les lésions des glomérules et celles des tubes, mais qu'il existe cependant des cas où les altérations prédominent tantôt dans les glomérules comme dans certaines formes du rein scarlatineux, tantôt dans les conduits urinifères, comme dans le rein ictérique. Je ne crois donc pas, avec Ziegler, que la néphrite glomérulaire existe comme forme distincte. Mais la néphrite glomérulaire est-elle primitive ou secondaire? Qu'elle soit souvent consécutive (néphrites secondaires) aux dégénérescences simples des cellules parenchymateuses, cela n'est pas douteux, et la plupart des hémoglobinuries expérimentales rentrent dans cette catégorie; qu'elle puisse débuter simultanément avec l'altération des tubes, nos observations le prouvent; qu'elle puisse être primitive, cela me semble *a priori* assez probable puisque les glomérules sont le plus exposés aux agents morbides; malheureusement les observations précises manquent jusqu'ici.

Faut-il établir une distinction entre la néphrite aiguë parenchymateuse et la néphrite aiguë interstitielle? Dans l'empoisonnement aigu par la cantharidine, nous voyons l'émigration des leucocytes dans le stroma, coïncider avec la néphrite gloméralo-parenchymateuse. Mais on pourrait objecter qu'il s'agit ici d'une néphrite suraiguë, le poison ayant agi avec une grande intensité, et que chez l'homme il est loin d'en être toujours ainsi. Que les vaisseaux sanguins et les cellules parenchymateuses possèdent une susceptibilité variable vis-à-vis des agents morbides, cela n'est pas douteux, comme le prouve un grand nombre de dégénérescences simples qui ne frappent qu'exclusivement le parenchyme. Et pourquoi les cellules endothéliales des vaisseaux sanguins ne pourraient-elles pas aussi devenir exclusivement malades? C'est ce que nous avons vu chez les grenouilles, où le tissu interstitiel était seul le siège d'une émigration de leucocytes, tandis que les glomérules et les canaux restaient intacts. Les vaisseaux glomérulaires ne sauraient, à mon avis, s'enflammer sans que les capillaires du stroma s'enflamment à leur tour, puisqu'il est prouvé que les capillaires sont de tous les vaisseaux sanguins ceux qui s'altèrent le plus facilement, et que le peloton de Malpighi est recouvert d'une couche cellulaire qui, aussi longtemps qu'elle-même n'est pas altérée, peut empêcher le passage des leucocytes, seul critérium de l'inflammation, sans l'existence duquel on ne peut pas parler de néphrite proprement dite. Je ne crois donc pas que la néphrite aiguë parenchymateuse puisse exister, sans qu'il y ait simultanément néphrite interstitielle. Par néphrite interstitielle, j'entends simplement la dégénérescence de la membrane endothéliale avec émigration de globules blancs au sein du stroma. Les processus de régénération, d'hypertrophie et d'hyperplasie qui se rattachent si souvent au processus inflammatoire, sont tout à fait étrangers à la cause de l'inflammation. Dans le rein granulé, l'hyperplasie fibreuse est secondaire à l'atrophie de l'épithélium, et dépend probablement de causes que les cellules épithéliales, en disparaissant, mettent en liberté.

Vient maintenant la troisième question : Quelles lésions avons-nous constatées du côté des glomérules dans la néphrite aiguë provoquée expérimentalement par la cantharidine, et ces lésions se rencontrent-elles également dans la néphrite aiguë de l'homme? Klebs regarde la néphrite glomérulaire comme une forme de néphrite interstitielle, intéressant exclusivement le tissu interstitiel des glomérules, les cellules s'y multipliant abondamment et comprimant les anses vasculaires. Nous savons que Klebs considère la maladie de Bright comme une néphrite interstitielle primaire, entraînant secondairement l'altération du parenchyme. D'après Cornil et Brault, l'inflammation des glomérules se caractérise par une filtration d'albumine, le passage de globules rouges et blancs, et la prolifération des cellules épithéliales du bouquet de Malpighi et de la capsule de Bowmann. Ribbert n'admet pas la migration de leucocytes dans la néphrite glomérulaire, ni la prolifération des cellules épithéliales, mais uniquement l'exsudation d'albumine ou d'hémoglobine, et la tuméfaction suivie de desquammation des cellules épithéliales du peloton vasculaire et de la capsule de Bowmann. Langhans constata, dans toutes les formes de néphrite aiguë qu'il eut occasion d'examiner, et elles sont nombreuses, les altérations suivantes des glomérules : 1° filtration d'albumine et migration de leucocytes ; 2° tuméfaction de la membrane endothéliale des vaisseaux glomérulaires ; 3° accumulation au sein de ces vaisseaux de cellules riches en noyaux ; 4° tuméfaction, desquammation et prolifération des cellules épithéliales du bouquet et de la capsule. Comme on voit, les lésions glomérulaires que nous avons constatées dans l'intoxication aiguë par la cantharidine et la glycérine, sont analogues à celles que Langhans observa dans les différentes formes de la néphrite aiguë chez l'homme. Ce n'est que la tuméfaction si prononcée de la membrane endothéliale des vaisseaux glomérulaires, et la prolifération des cellules épithéliales que nous n'avons pu remarquer. La prolifération de l'épithélium est un fait acquis, depuis qu'Arnold a constaté des figures cariocinétiques au sein des cellules capsulaires; mais cette prolifération constitue, à mon avis, un processus de régénération, et par conséquent on ne peut pas s'attendre à la rencontrer dans la néphrite consécutive à l'injection de la cantharidine et de la glycérine, néphrite suraiguë et rapidement mortelle, tandis que chez l'homme les néphrites aiguës ont une marche plus lente, une intensité moins considérable et sont susceptibles de guérison. La migration de leucocytes n'est pas niable, et Ribbert a beau dire que les vaisseaux glomérulaires, pauvres en noyaux, constitués par une membrane homogène à laquelle le nitrate d'argent est incapable de dévoiler des limites cellulaires, ne sauraient devenir le siège d'une migration inflammatoire; est-ce qu'ils ne peuvent pas livrer passage à l'albumine, aux bacilles du charbon et au pigment de l'argyra? Nous avons constaté également au sein des vaisseaux glomérulaires, outre des globules rouges et blancs, des cellules riches en protoplasme et renfermant plusieurs noyaux. Je n'oserais trancher la question si ces cellules sont des leucocytes, comme l'admet Ribbert, ou bien des cellules endothéliales des vaisseaux glomérulaires, comme le veulent Langhans et Nauwerck. Toujours est-il que ce dernier auteur, dans un cas de néphrite aiguë d'origine diphtéritique, a constaté plusieurs noyaux dans les cellules endothéliales encore adhérentes à la paroi vasculaire. Je n'oserais pas affirmer que, dans la figure XV, la cellule *e* n'est pas une cellule endothéliale tuméfiée et renfermant trois petits noyaux. Je crois que cette division nucléaire constitue un processus destructif, car je n'ai pu remarquer la moindre trace de figures cariocinétiques, bien que je sache que la cariocinèse, surtout pour les leucocytes, n'est pas le seul mode de prolifération.

VI

Je ne veux pas finir sans entrer dans quelques considérations physiologiques et pathologiques que me suggèrent les expériences précédentes.

Les bouquets de Malpighi et les tubes urinifères jouent des rôles différents dans la sécrétion des principes urinaires. Les glomérules sécrètent l'eau et la plupart des sels auxquels l'eau sert de véhicule au sein de l'organisme, tels que les chlorures, les sulfates et les phosphates. Les tubes urinifères, et principalement les tubes entortillés et les anses ascendantes de Henle sécrètent les principes spécifiques de l'urine, tels que l'urée, l'acide hippurique, la créatinine etc. Ces principes sont tantôt apportés tout formés, et les cellules n'ont qu'à les pêcher dans la lymphe ; d'autres fois, les cellules concourent à leur formation ; c'est ainsi que, dans leur sein, s'opère la synthèse de l'acide hippurique, au dépens de l'acide amido-acétique et de l'acide benzoïque.

$$C_6H_5COOH + CH_2 < \begin{matrix} NH_2 \\ COOH \end{matrix} = CH_2 < \begin{matrix} NHC_7H_5O \\ COOH \end{matrix} + H_2O.$$

Cependant, les tubes contournés peuvent aussi, dans certaines circonstances, sécréter de l'eau, mais à un degré beaucoup moindre que les glomérules. En injectant de l'urée à un animal, après avoir sectionné la mœlle épinière cervicale de façon à abaisser la tension aortique jusqu'à l'annihilation de l'activité glomérulaire, on ne tarde pas de constater un réveil de la sécrétion urinaire. Ce fait a été confirmé par les intéressantes expériences de Nussbaum. Chez les grenouilles, les glomérules reçoivent leur sang de l'artère rénale, tandis que les canaux contournés sont nourris, en partie, par les vasa efferentia et, en partie, par la vena renalis advehens. Lorsqu'on lie l'artère rénale, les glomérules sont soustraits à la circulation du sang, et la sécrétion s'arrête. Si alors on injecte, chez la grenouille, un centimètre cube d'une solution contenant de l'urée, dans la proportion de 10 %, on voit, après 2 heures, la vessie se remplir complètement.

La sécrétion aqueuse, à travers les glomérules, dépend de 3 facteurs : 1° la tension artérielle ; 2° la rapidité du courant sanguin ; 3° l'activité propre des cellules épithéliales qui tapissent le peloton vasculaire. C'est dans les altérations de ces facteurs qu'il faut chercher l'explication de l'anurie qui survient dans l'empoisonnement aigu par la cantharidine, et qui s'observe si fréquemment, mais à des degrés divers, dans les différentes formes et les différents stades de la maladie de Bright. Dans la néphrite cantharidienne, il n'est pas possible d'accuser les cellules riches en noyaux qui, séjournant et formant thrombose à l'intérieur des vaisseaux glomérulaires, pourraient entraver la circulation, puisqu'elles existent également et en plus grande abondance dans des reins intoxiqués par la glycérine, sans qu'ici la sécrétion soit diminuée. Le ratatinement des glomérules que nous avons fréquemment observé ne peut que contribuer à la suppression de la sécrétion, en entravant la circulation ; il en est de même de la stase sanguine dans le vas efferens qui ne peut que produire un ralentissement du courant sanguin. Quant aux lésions des cellules épithéliales des glomérules, il est évident qu'elles doivent y contribuer également. Il n'est pas même nécessaire que ces lésions soient très avancées. Overbeck a constaté qu'en liant l'aorte au-dessus de l'émergence des artères rénales, ou bien ces dernières, pendant 1 1/2 minute seulement, on pouvait suspendre la sécrétion urinaire pendant trois quarts d'heure. Les cellules privées d'oxygène, pendant l'anémie expérimentale de si courte durée, ont perdu leur activité sécrétoire, sans que les lésions morphologiques fussent saisissables. D'ailleurs, nous savons que les altérations des cellules glomérulaires ne sont pas facilement reconnaissables au microscope. Dans l'empoisonnement par la glycérine, la sécrétion n'a guère subi de diminution. Mais d'une part, les altérations des cellules glomérulaires sont beaucoup moins avancées, et on n'y constate pas des bouquets ratatinés ; d'autre part, les vaisseaux dépendant du vas afferens ont subi une tension exagérée, combinée probablement à une plus grande vitesse du courant sanguin, par distension du vas efferens ; or, augmentation de la tension et accélération de la vitesse du sang, sont deux conditions favorables à la sécrétion de l'urine. Dans les albuminuries humaines, d'autres causes peuvent exister : la dégénérescence amyloïde des vaisseaux avec obstruction consécutive, l'hyperplasie de la capsule de Bowmann, etc.

La filtration d'albumine se présente non seulement dans la maladie de Bright, mais encore dans différentes autres affections dépourvues d'altérations rénales, telles que la stase veineuse du rein, l'épilepsie et beaucoup d'affections fébriles. De quelle cause dépend l'albuminurie? Mais demandons-nous d'abord pourquoi, à l'état normal, l'urine ne renferme pas d'albumine. Cette dernière question est d'autant plus légitime que nous savons que les capillaires laissent constamment transsuder de l'albumine, aliment indispensable à la nutrition intime des tissus. Pourquoi les vaisseaux glomérulaires font-ils seuls exception à cette loi générale? Nous pouvons admettre comme certain que l'albuminurie physiologique n'existe pas. Leube a trouvé de l'albumine chez des soldats surmenés par des marches forcées, mais il est probable qu'il faut en attribuer la cause à des anomalies survenues dans la circulation rénale. Quant à l'albumine qu'on trouve chez les embryons, et dans les premiers jours qui suivent la naissance de l'enfant, Ribbert l'attribue, non sans motifs, au développement incomplet des glomérules. En nous plaçant sur le terrain téléologique, nous pourrions nous contenter de répondre que les glomérules ne laissent pas transsuder l'albumine, parce qu'ils ne peuvent pas le faire. Tout ce qui existe dans la nature, dit Hegel, est logique; et, d'après les principes de Darwin, tout ce qui n'a pas de but disparait. L'albuminurie physiologique ne peut exister, car l'albumine est trop indispensable à la nutrition, et sa transsudation continuelle entrainerait fatalement la déchéance de l'organisme. Mais cette explication ne nous suffit pas. Nous devons nous demander quelles lois, quel mécanisme la nature met en œuvre pour atteindre son but.

D'après la théorie de Wittich, la sécrétion des glomérules contient normalement de l'albumine, mais celle-ci est, en partie, résorbée par la lymphe qui entoure immédiatement les tubes urinifères, pour repasser de là dans le sang, et, en partie, elle sert à la nutrition intime des cellules rénales. Voilà pourquoi l'urine normale ne contient pas d'albumine. L'épithélium urinifère vient-il à devenir le siège d'altérations pathologiques et partant se trouve-t-il dans l'impossibilité de résorber l'albumine, soit pour son propre compte, soit pour la restituer aux vaisseaux lymphatiques et sanguins, qu'on la voit passer tout entière dans les urines. Cette théorie est encore adoptée aujourd'hui par des pathologistes de grande valeur (Senator, Litten), quoique Posner, à l'aide de sa méthode, l'ait complètement renversée. En employant la méthode de la décoction, en effet, on est sûr de pouvoir fixer in loco l'albumine sous forme de fines granulations amorphes; or, à l'état normal, il est impossible d'en trouver des traces, ni dans l'espace capsulaire, ni dans la lumière des tubes.

Il me semble plus rationnel de croire avec Heidenhain et Cohnheim, que c'est le revêtement épithélial des glomérules qui empêche la transsudation de l'albumine, transsudation qu'il est incapable d'empêcher une fois qu'il est atteint d'altérations morbides. Leber n'a-t-il pas prouvé qu'en râclant légèrement la membrane de Descemet, la trame cornéenne s'infiltre de l'exsudat albumineux contenu dans la chambre antérieure?

Le rein n'est pas en état de retenir toutes les espèces d'albumine. Lorsque les globules rouges se détruisent, l'hémoglobine transsude constamment; il en est de même de l'albumine du blanc d'œuf, si on l'injecte dans le sang. Il retient les albumines contenues dans le plasma sanguin, c'est-à-dire le sérum-albumine, le sérum-globuline (paraglobuline, sérum-caséine), la substance fibrinogène et les peptones. Toutefois, d'autres substances albuminoïdes peuvent être retenues également ; d'après Lehmann, l'injection de l'albuminate de soude, de la syntonine de Liebig et de la myosine de Kühne ne détermine pas de l'albuminurie.

Mais quelle est la cause de l'albuminurie, dans les affections où le microscope n'a pas réussi à trouver des altérations glomérulaires ?

La théorie de Semmola d'après laquelle l'élimination de l'albumine par l'urine résiderait dans une modification de la constitution physique ou chimique du sang, est abandonnée aujourd'hui à juste titre.

Runeberg étudia, dans le laboratoire de Hofmann à Leipzig, l'influence qu'exerce la pression sur la filtration des liquides albumineux, et trouva que la membrane intestinale du mouton laisse passer plus d'albumine, lorsque la pression est faible que lorsqu'elle est forte. Ces expériences servirent de base à l'auteur pour établir que les albuminuries pathologiques relèveraient d'une diminution de la tension sanguine dans les glomérules. Voici le tableau des résultats obtenus par Runeberg :

	PRESSION PAR C.C. D'EAU DE HAUTEUR.	VOLUME DE LIQUIDE FILTRÉ PAR HEURE ET PAR C.C.	QUANTITÉ ‰ D'ALBUMINE RENFERMÉE DANS LE LIQUIDE FILTRÉ.	REMARQUES.
1	100	472	8	Début de l'expérience.
2	100	90	6,54	Après que la membrane avait subi pendant 3 heures une pression constante.
3	10	24	7,8	Après une pression faible de 2 heures.
4	10	14	6,84	Le lendemain matin, après que la membrane s'était trouvée toute la nuit sous une pression de 10 c.c.
5	40	25	5,2	
6	100	30	3,82	Le lendemain matin.
7	100	29	3,88	
8	40	16	4,52	
9	10	8	6,54	

En étudiant ce tableau, comme le remarque Heidenhain, on voit que, sous une pression constante, la perméabilité de la membrane diminue progressivement pour l'eau et pour l'albumine, mais beaucoup plus pour l'albumine que pour l'eau. Mais on voit également, en jetant un coup d'œil sur 4, 5 et 6 ou sur 7, 8 et 9, que la transsudation de l'albumine est plus abondante sous une pression forte que sous une pression légère. Runeberg, en prétendant le contraire, avait calculé pour cent, or l'eau, sous l'augmentation de la pression, avait filtré beaucoup plus énergiquement que l'albumine. Si l'on calcule la quantité absolue d'albumine transsudée par centimètre cube et par heure, on trouve pour l'expérience 7 : 1,12, pour 8 : 0,72 et pour 9 : 0,52 ; par conséquent un résultat complètement opposé aux conclusions de Runeberg. L'auteur ne me paraît pas plus heureux, quand il admet que, dans la stase veineuse du rein, la tension intra-glomérulaire est au minimum. Dans ce cas, ne voit-on pas souvent, à l'œil nu, les glomérules sous forme de petits points rouges, preuve d'augmentation de la pression sanguine ?

Il n'est pas possible non plus d'attribuer la cause à une augmentation de la pression sanguine, car Frerichs a trouvé que la ligature de l'aorte abdominale, en dessous de l'émergence des artères rénales, ne produit jamais une transsudation d'albumine, quand on n'extirpe pas en même temps un des reins.

Je crois avec Heidenhain que c'est le ralentissement du courant sanguin qu'il faut incriminer, ralentissement qui provoque l'anoxhémie des cellules épithéliales. Nous avons invoqué cette même cause, pour expliquer la diminution de l'eau urinaire. Aussi, dans les albuminuries liées aux troubles de la circulation, les urines sont d'autant plus rares qu'elles sont plus albumineuses.

La sécrétion des principes spécifiques de l'urine dépend, avons-nous dit, de l'activité élective des cellules rénales, et principalement de celles qui tapissent les canaux contournés. La preuve en a été fournie avec la dernière évidence, par les remarquables expériences de Heidenhain, à l'aide de l'injection du sulfate indigo-sodique. J'ai cru intéressant de répéter ces mêmes expériences, chez des lapins empoisonnés par la cantharidine et la glycérine, afin de voir comment des reins profondément altérés se comporteraient vis-à-vis de cet agent colorant. Ida Eliaschoff a fait la même chose avant moi, pour le rein cantharidien.

Il importe d'abord de voir comment se conduit le rein normal. Après avoir coupé, chez un lapin, la moelle cervicale, dans le but d'anéantir l'activité des bouquets de Malpighi, on injecte, dans la veine jugulaire externe, 5 centimètres cubes d'une solution saturée à froid de sulfate indigo-sodique chimiquement pur. Après quelques minutes, l'animal est sacrifié, et on voit les cellules épithéliales des anses ascendantes de Henle, mais surtout des tubes contournés colorées en bleu. Après une heure, l'épithélium s'est décoloré, et le sel se trouve dans la lumière des canaux précités, sous forme de petits cristaux ou de granulations amorphes. Plus la quantité de la matière colorante est considérable, plus la coloration est intense, sans que jamais on puisse voir le sel ailleurs que dans les conduits entortillés et les anses ascendantes. Lorsqu'on ne supprime pas la sécrétion aqueuse, celle-ci balaye le pigment qui vient s'accumuler dans les parties plus étroites de la pyramide et de la papille. Nusbaum, injectant le même sel chez des grenouilles dont l'artère rénale était liée, a trouvé également des tubes contournés exclusivement colorés.

Voici comment nous avons procédé chez nos lapins intoxiqués. Nous faisons, comme d'habitude, l'injection de la cantharidine ou de la glycérine. Après deux heures ou vingt heures, suivant que nous avons eu recours à l'un ou l'autre poison, nous immobilisons l'animal, à l'aide de l'excellent appareil de Ch. Verdin. Inutile d'insister sur le procédé opératoire pour mettre à nu la veine jugulaire externe, et introduire la canule entre les veines faciales en haut, et la veine scapulaire transversale en bas. L'opération ne présente pas de difficultés. Le liquide colorant est filtré, après saturation à froid, et introduit dans une burette graduée qu'on élève à l'aide d'une stative au-dessus du plan d'opération, afin de faciliter l'écoulement. J'injecte ainsi 10 cc. de la solution. Après dix minutes, l'animal est sacrifié, et ses reins injectés avec de l'alcool absolu, pour précipiter le sulfate indigo-sodique et éviter sa transfusion postmortale. Le rein coupé en morceaux est durci dans l'alcool absolu. On peut l'enrober de paraffine ou de celloïdine, ou même le couper directement, après l'avoir collé sur un bouchon lisse avec de la gomme, car il n'importe pas d'avoir des coupes très minces. Le rein qui avait subi l'action de la cantharidine, pendant deux heures, ne présentait aucune trace de coloration, les canaux entortillés n'avaient rien absorbé du pigment. Le rein, au contraire, qui avait subi l'action de la glycérine, pendant vingt heures et même davantage, présentait toujours une légère coloration des tubes contournés et des anses ascendantes, de même qu'on voyait un peu partout de grosses granulations. Ces faits ne font que confirmer la théorie de Heidenhain, d'après laquelle le sulfate indigo-sodique introduit dans le sang est éliminé par l'action élective des cellules rénales. S'il s'agissait d'une simple filtration, les reins dont les cellules sont altérées et desquammées se coloreraient beaucoup plus vite et plus intensément qu'à l'état normal. Si le rein intoxiqué par la glycérine ne retient pas complètement le pigment, c'est parce que les modifications cellulaires ne sont pas si intenses et que la sécrétion glomérulaire n'est pas tarie. Quand on fait ces expériences, on ne peut pas attendre trop longtemps avant de décapiter le lapin, car, à la longue, le pigment transsude, à travers tous les capillaires, comme on peut s'en convaincre en répétant les ingénieuses expériences de Thoma et Arnold.

Il serait intéressant de savoir comment agirait l'injection de principes urinaires dans le sang du lapin empoisonné par la cantharidine. Ne pourrait-on pas ainsi contribuer expérimentalement à l'étude si difficile de l'urémie? Cette question fera l'objet de mes prochaines recherches.

OUVRAGES CONSULTÉS.

1. ARNOLD. *Leçons suivies par l'auteur à l'Institut anatomo-pathologique de Heidelberg*. 1882-1883.
2. AFANASSIEW. *Uber die pathologisch. anat. veränd., etc. Virchow's Archiv*, 1884.
3. AUFRECHT. *Archiv. f. klin. Med.*, 32. — *Centr. f. med. wiss.*, 1882.
4. BAMBERGER. *Volkmann's Sammlung klin. Vortr.*, 1879.
5. BIRCH-HIRSCHFELD. *Lehrbuch der path. Anatomie*. 1883.
6. BIZZOZERO. *Virchow's Archiv*. Bd. 90. Bd 95.
7. BOSTRÖM. *Sitzungsb. der physik. med. Soc. zu Erlangen*. 1880.
8. BRAULT (voyez CORNIL). *Archives gén. de méd.* 1882, t. II. — *Journal anat. et phys.* 1880.
9. BRIDGES ADAMS. Leipzig, 1880.
10. BROWICZ. *Centralblatt f. med. wissensch*. 1879.
11. COHNHEIM. *Allgemeine Pathol.*, 1882. Bd. 2.
12. CORNIL. *Journal anat. et phys.*, 1880-1879, 1883, etc., etc.
13. DUNIN. *Moskauer med. Rundsch.*, 1880.
14. ELIASCHOFF. *Virchow's Archiv*. Bd 94, 1883.
15. FRIEDLANDER. *Fortschritte d. Med.*, 1883, 1. — *Arch. f. an. u. Phys.*, 1881. *Phys. abth.*
16. FRERICHS. *Die Bright'sche Nierenkrankh.*, *etc.*, 1851. — *Deutsche med. Woch.*, 1881, n° 21.
17. HEIDENHAIN *Hermann's Handb. der Phys*. Bd 5, 1880.
18. HORTOLÈS. *Processus histologique des néphrites*. 1881.
19. HOFMEISTER. *Deutsche med. Woch*. 1880, n° 38.
20. HOFMEIER. *Deusche med. Woch.*, 1880 n°s 38 et 39.
21. KLEBS. *Handbuch der path. An.* Berlin, 1870.
22. LANDOIS. *Die Transfusion des Blutes*. Leipzig, 1875.
23. LANGHANS. *Virchow's Archiv.*, 1879. Bd 76, 85. Bd 95, 1885.
24. LEBEDEFF. *Virchow's Archiv*. Bd 94, 1883.

25. Leber. *Archiv f. Ophthalm.* Bd 19.

26. Lesser. *Virchow's Arch.* Bd 96.

27. Litten. *Berliner klin. Woch.* 1878.

28. Marchand. *Virchow's Archiv.* Bd 77.

29. Nauwerck. *Dans Ziegler.*

30. Nussbaum. *Arch. f. d. ges. Phys.*, XVI, etc. *Hermann's Handb.*, *etc.*

31. Overbeek. *Wiener acad.*, 47, etc., 1863.

32. M. Ogata. *Arch. f. An. u. Phys.* Leipzig, 1883.

33. Ponfick. *Berliner. klin. Wochensch.*, 1876 et 1877.

34. Posner. *Virchow's Archiv.* Bd 1879.

35. Rommelaere. *Journ. de médecine, etc.*, 1867.

36. Ribbert. *Nephritis und albuminurie.* Bonn, 1881. *Virch. Arch.* Bd 98, 1884.

37. Runeberg. *Deutsch. Arch. f. klin. Med.* N° 22, 1879.

38. Schachowa. *Untersuchungen über die Nieren. Diss.* 1876.

39. Schiefferdecker. *Arch. f. Anat.* 1882.

40. Senator. *Virchow's Arch.* Bd 73, 56, etc. *Die albuminurie in ges. etc.* Berlin, 1882,

41. Stadelmann. *Arch. f. exp. Path. u. Phar.* Bd 14, 1881.

42. Wagner. *Handb. der spec. Path. von Ziemssen.* 1882.

43. Weigert. *Leçons suivies par l'auteur à l'Institut anatomo-pathologique de Leipzig*, 1883-1884. *Volkmann's Samml. klin. Vort.* 1879, etc., etc.

44. Wittich. *Arch. f. path. Anat.*, 1856. Bd. 10. — *Arch. f. mic. Anat.*, 1875. Bd 11, etc.

45. Ziegler. *Lehrbuch der path. Anat.* 1884.

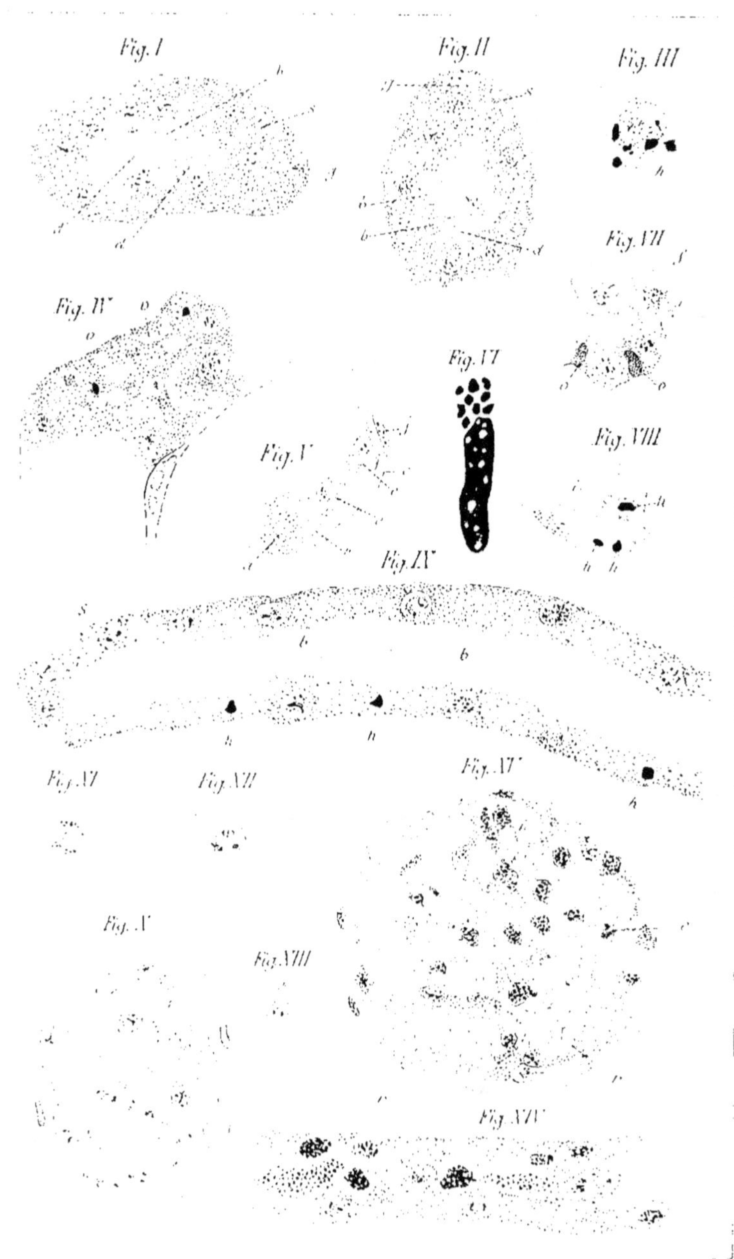

Fig. I
Fig. II
Fig. III
Fig. IV
Fig. V
Fig. VI
Fig. VII
Fig. VIII
Fig. IX
Fig. X
Fig. XI
Fig. XII
Fig. XIII
Fig. XV
Fig. XIV

EXPLICATION DES FIGURES.

Tous les dessins ont été faits à la chambre claire d'abord, puis achevés, à main levée, en regardant directement dans le microscope.

FIG. I. Gr. : 1/18. 2. Zeiss. Condensateur Abbe. Hæmatoxyline et Eosine.

Canal entortillé du lapin, une demi-heure après le début de l'empoisonnement par la cantharidine, (EXP. II.)

d. Dilatation de la partie interne de la cellule.

b. La dilatation devient une ampoule, une sphère qui reste encore adhérente à la cellule, à l'aide d'un pédicule.

s. On voit encore çà et là des débris de bâtonnets.

g. Granulations albuminoïdes disséminées au sein du protoplasme.

FIG. II. Gr. : 1/18. 2. Zeiss. Condensateur Abbe. Carmin aluné et Eosine.

Section transversale d'un canal entortillé, dans la seconde expérience.

d. Dilatation cellulaire.

b. Trois boules protéiques se sont entièrement séparées et gisent à l'intérieur du canal.

s. Débris de bâtonnets.

g. Tuméfaction trouble.

FIG. III. Gr. : 1/18. 2. Zeiss. Condensateur Abbe. Carmin aluné et Eosine.

Cellule d'un canal entortillé de la seconde expérience.

h. Granulations d'hémoglobine. Ces microsomes sont d'un rouge brillant à l'état naturel, mais la lithographie les a rendus en noir. L'une de ces granulations est en dehors de la cellule, dans la lumière du canal.

FIG. IV. *Gr. : 1/18. 2. Zeiss. Condensateur Abbe. Hæmatoxyline et Eosine.*

Section longitudinale d'un canal entortillé du lapin, une heure après le début de l'empoisonnement par la cantharidine. (Exp. III.)

v. Vacuoles disséminées au sein du protoplasme. Dans l'une d'elles on observe quelques granulations. La lumière du canal a disparu.

FIG. V. *Gr. : 1/18. 2. Condensation Abbe. Hæmatoxyline et safranine.*

Segment de la capsule de Bowmann et de l'espace intra-capsulaire. (Exp. II.)

c. Capsule de Bowmann.

f. Cellule conjonctive à l'intérieur de la capsule.

e. Cellules qui tapissent l'intérieur de la capsule. Elles sont considérablement tuméfiées et l'une est desquammée.

r. Globule rouge.

a. Granulations amorphes d'albumine.

FIG. VI. *Gr. : F. 2. Zeiss. Hæmatoxyline et safranine.*

Cylindre d'hémoglobine parsemé de vacuoles. En bas, le cylindre est homogène, en haut, les granulations d'hémoglobine ne sont pas encore fondues. Le cylindre et les granulations sont rendus en noir par la lithographie. (Exp. III.)

FIG. VII. *Gr. : 1/18. 2. Zeiss. Condensateur Abbe. Violet de Gentiane.*

Section transversale d'un tube collecteur, trois heures et quart après le début de l'empoisonnement par la cantharidine. (Exp. IV.)

Les cellules se sont retractées de la membrane. C'est par oubli que celle-ci a été omise dans le dessin.

o. Cellules déprimées.

f. Cellule à contours très irréguliers, gisant dans l'intérieur du tube collecteur et provenant par desquammation d'un tube droit.

FIG. VIII. Gr. : 1/18. 2. Zeiss. Condensateur Abbe. Carmin aluné et Eosine.

Cellule d'un tube contourné provenant de l'expérience IV. Son protoplasme a presqu'entièrement disparu.

h. Granulation d'hémoglobine.

n. Noyau à l'intérieur duquel on voit un microsome d'hémoglobine.

FIG. IX. Gr. : 1/18. 2. Zeiss. Condensateur Abbe. Carmin aluné et Eosine.

Section longitudinale d'un tube contourné provenant de l'expérience V.

b. Les boules protéiques remplissent la lumière agrandie du canal.

h. Granulations d'hémoglobine.

s. Petites stries en forme de cils.

FIG. X. Gr. : 1/18. 2. Zeiss. Condensateur Abbe. Carmin aluné et Eosine.

Glomérule de Malphigi ratatiné. (Exp. IV.)

FIG. XI. Gr. : 1/18 4. Zeiss. Condensateur Abbe. Carmin aluné et Eosine.

Cellule protoplasmatique contenant deux noyaux séparés par une vacuole, et résidant à l'intérieur d'un vaisseau glomérulaire dont la figure représente une section transversale. (Exp. IV.)

FIG. XII. Gr. : 1/18. 4. Zeiss. Condensateur Abbe. Carmin aluné et Eosine.

Section transversale d'un vaisseau glomérulaire renfermant une cellule à trois noyaux. (Exp. IV.)

FIG. XIII. Gr. : 1/18. 2. Zeiss. Condensateur Abbe. Violet de Gentiane.

Noyau d'une cellule tapissant le canal contourné du lapin empoisonné par la glycérine (Exp. VI.) Une portion de nucléine s'est échappée du noyau.

FIG. XIV. Gr. : 1/18. 2. Zeiss. Condensateur Abbe. Hematoxyline et Eosine.

Section longitudinale d'un tube droit de la portion corticale. Les cellules sont intactes mais déformées, et dans l'intérieur se trouve un cylindre granuleux mêlé de cellules gonflées. (Exp. II.)

FIG. XV. Gr. : [illegible] 2. Zeiss. Condensateur Abbe. Hæmatoxyline et Eosine.

Glomérule de Malpighi et sa capsule après l'empoisonnement par la glycérine. (Exp. VI.)

r. Globules rouges. Les vaisseaux périphériques sont considérablement distendus et gorgés de sang.

c. Cellule de l'intérieur du vaisseau glomérulaire et renfermant trois petits noyaux.

OUVRAGES EN VENTE

A LA

LIBRAIRIE MÉDICALE ET SCIENTIFIQUE

DE

A. MANCEAUX	GEORGE CARRÉ
12, RUE DES TROIS-TÊTES, 12	112, BOULEV. ST-GERMAIN,
Montagne de la Cour.	en face de l'École de médecine.
BRUXELLES	**PARIS**

NOTA. — Tous les ouvrages portés dans ce Catalogue sont expédiés par la poste, dans les provinces et les pays de l'Union postale, *franco* et sans augmentation sur les prix désignés. — Prière de joindre à la demande des *timbres-poste* pour une somme de moins de cinq francs ou un *mandat*. — *On ne reçoit que les lettres affranchies.*

Albrecht (Paul). Sur les copulae intercostoïdales et les hémisternoïdes du sacrum des mammifères, 18 grav. dans le texte, 24 p., 1883. 2,00

— Sur les éléments morphologiques du manubrium du sternum chez les mammifères. In-8°, 51 pages, 19 gravures dans le texte. Bruxelles, 1884. 7,00

— Sur la fente maxillaire double sous-muqueuse et les quatre os intermaxillaires de l'ornithorynque adulte normal. 6 p. avec une grav. dans le texte. Bruxelles, 1883. 0,50

— Mémoire sur le basiotique, un nouvel os de la base du crâne, situé entre l'occipital et le sphénoïde. Avec 9 gravures intercalées dans le texte. 3,50

— Sur les paracostoïdes des vertèbres lombaires de l'homme. Avec 2 gravures intercalées dans le texte. 0,50

— Sur les 4 os intermaxillaires, le bec-de-lièvre et la valeur morphologique des dents incisives supérieures de l'homme. Avec 1 planche et 5 gravures intercalées dans le texte. Bruxelles, 1883. 3,50

— Sur le crâne remarquable d'une idiote de 21 ans, avec des observations sur le basiotique, le squamosal, le quadratum, le quadrato-jugal, le jugal, le post-frontal postérieur et le post-frontal antérieur de l'homme. Avec 2 planches et 8 gravures intercalées dans le texte. Bruxelles, 1883. 5,00

— Sur le pelvisternum des édentés (avec des observations morphologiques sur l'appareil sternal des animaux vertébrés). Présenté à l'Académie royale des sciences, des lettres et des beaux-arts de Belgique. Avec 10 grav. interc dans le texte. Bruxelles, 1883. 3,50

Albrecht (Dr Paul). Sur la valeur morphologique de la trompe d'Eustache. In-8°, 13 grav. Bruxelles, 1884. 4,00

— Sur la valeur morphologique de l'articulation mandibulaire, du cartilage de Meckel et des osselets de l'ouïe avec essai de prouver que l'écaille du temporal des mammifères est composée primitivement d'un squamosal et d'un quadratum. Avec une gravure. Bruxelles, 1883. 2,50

— Epiphyses osseuses sur les apophyses épineuses des vertèbres d'un reptile. *(Hatteria punctata Gray).* Avec 2 gravures intercalées dans le texte. Bruxelles, 1883. 0,50

— Sur la fossette vermienne du crâne des mammifères. Avec une planche. Bruxelles, 1884. 3,50

— Sur les spondylocentres du crâne, la non-existence de la poche de rathke et la présence de la chorde dorsale et de spondylocentres dans le cartilage de la cloison du nez des vertébrés, avec 4 grav. intercalées dans le texte. Bruxelles, 1884. 3,50

— Sur les homodynamies qui existent entre la main et le pied des mammifères, in-8°, 10 p. 1,00

Barella. Les alcools et l'alcoolisme, 1880, in-8°, 165 p. 3,00

— De la mort subite puerpérale. 1874, in-8°. 2,00

— Clinique médicale des affections du cœur et de l'aorte. Observations de médecine pratique, traduites de l'anglais. In-8°, 246 pages et planches. 4,00

— De l'abus des spiritueux, maladies des buveurs. 1879, beau vol. in-12, 200 pages. 3,00

— De l'emploi thérapeutique de l'arsenic. In-8°, 567 pages. 8,00

Baudon. De la valeur relative des amputations et des résections dans les tumeurs blanches. 1878, in-8°. 147 pages. 2,00

Belval. Essai sur l'organisation générale de l'hygiène publique. 1876, in-8°, 306 pages. 7,50

Bizzozero et **Firket.** — Manuel de microscopie clinique, chimie clinique, microscopie légale, technique microbiologique, par les docteurs G. Bizzozero, professeur de pathologie à l'Université de Turin, et Ch. Firket, assistant d'anatomie pathologique à l'Université de Liège. 2e édit. française, entièrement revue et considérablement augmentée. 15,00

Bock. Le livre de l'homme sain et de l'homme malade, traduit de l'allemand sur la 5e édit. et annoté par le docteur Victor Desguin, lauréat de l'Académie de médecine de Paris, et M. Camille Van Straelen. Ouvrage enrichi de planches et de gravures intercalées dans le texte. Bruxelles, 1872, 2 vol. in-8o, 800 p. 10,00

Boëns. La bière au point de vue médical, hygiénique et social. 1878, in-8o, 160 pages. 2,00

— Louise Lateau ou les mystères de Bois-d'Haine dévoilés. 2e éd. revue et augmentée. 2,00

— Plus de vaccin, plus de vaccine. In-8o, 1880. 1,00

— Traité pratique des maladies, des accidents et des difformités des houilleurs. 1862, in-8o, 162 pages. 5,00

— Le vaccin jugé par ses partisans. In-8o, 1880. 1,00

— La vaccine obligatoire. Bruxelles, in-8o, 1880. 1,00

— La vaccine. In-8o, 1881. 1,00

— La vaccine au Congrès de Cologne. In-8o, 1882. 3,00

— L'École vaccinatrice et l'École antivaccinatrice. In-8o, 1883. 1,50

— La variole, la vaccine et les vaccinides en 1884. In-8o, 1884. 2,50

Bojanus. Application de la médecine homœopathique aux traitements chirurgicaux. Faits divers de médecine opératoire. Compte-rendu des résultats obtenus à l'hôpital des Apanages de Nijny-Nowgorod (Russie). In-8o, IV-233 pages avec atlas de 15 planches photolithographiques. 1864. 7,00

Bouqué. Du traitement des fistules uro-génitales de la femme, par la réunion secondaire. (Cautérisation simple. — Cautérisation suivie de l'application des instruments nécessaires.) 1875, in-8o, 261 pages. 4,00

Bribosia. Etude sur la cocaïne, par le docteur Ed. Bribosia, oculiste. Brochure in-8o, 1884. 1,00

Burggraeve. Les appareils ouatés ou nouveau système de déligation pour les fractures, les entorses, les luxations, les contusions, les artropathies, etc., avec 20 planches gravées sur des épreuves photographiées. 1859, gr. in-folio, 100 p. 50,00

— Etudes médico-philosophiques sur Joseph Guislain, 1867, grand in-8o, 452 pages. 6,00

— Œuvres médico-chirurgicales. 1862, grand in-8o, 423 p. 3,00

Buys. Traitement du kyste de l'ovaire, du pyothorax, de l'hydrothorax, des plaies, etc., par la compression et l'aspiration continues. Procédés et appareils nouveaux. Ouvrage ext. des *Mém. de l'Acad. roy. de méd. de Belg.*, orné de 3 grandes planches lithogr., suivi d'une observation de corps étranger, extrait de l'articulation du genou, recueillie par M. Hauchamps, dans le service de M. le docteur Deroubaix, à l'hôpital St-Pierre de Bruxelles. 1870, in-8°, 118 pages et planches. 3,00

Casse. De la transfusion du sang. 1874, in-8°, 182 p. et pl. 4,00

— Terrains et microbes. In-8°. 1884. 1,25

Cauderlier (Em.). Les Boissons alcooliques et leurs effets sociaux en Belgique. D'après des documents officiels. 1,00

— Les Boissons alcooliques en Belgique et leur action sur l'appauvrissement du pays. Broch. gr. in-8°. Bruxelles, 1884. 1,00

Cazenave (de la Roche). Traité pratique des Eaux-Bonnes. 1877, in-8°, 260 pages. 3,50

Charles. Clinique obstétricale, deuxième série de cent opérations pratiquées dans des accouchements difficiles. 1878, in-8°, 108 pages. 4,00

— Des déplacements de la matrice en arrière pendant la grossesse (mémoire couronné par l'Académie de médecine de Paris, prix Capuron, 1874). 1878, in-8°, 300 pages et fig. 6,00

Charon. Contribution à la pathologie de l'enfance, 2e édition, revue et augmentée. 1881, in-8° avec figures et 6 planches noires et en chromo. 6,00

Congrès international d'hygiène, de sauvetage et d'économie sociale. 1876, 2 forts volumes grand in-8° d'environ 900 pages chacun. 25,00

— périodique international des sciences médicales, 3e session. Vienne, 1873. Compte-rendu résumé, publié d'après les documents officiels fournis par le bureau du Congrès de Vienne, par le comité de publication des actes du Congrès médical de Bruxelles. In-8°. 4,00

— périodique international des sciences médicales, 4e session. Bruxelles, 1875. Compte-rendu publié, au nom du bureau, par MM. Warlomont, Duwez et Verriest. 1876, in-8°, 1050 pages avec figures. 15,00

Crocq. Traité des tumeurs blanches des articulations. Ouvrage publié par la Société des sciences médicales et naturelles de Bruxelles, accompagné de planches lithographiées. 1853, in-8°, XVI-725 pages. 12,00

Crocq. Du traitement des fractures des membres. Mémoire couronné par l'Académie de médecine de Belgique. 1851, in-4°, 544 pages. 6,00

Da Costa Alvarenga. Précis de thermométrie clinique générale, trad. du portugais, par le dr Papillaud. 1871, 1 vol. 6,00

Dambre. Traité de médecine légale et de jurisprudence de la médecine, 3e édition, revue par un professeur. 1885, in-8°, 612 pages. 8,00

Degive. Manuel de maréchalerie. 1883, cart. 2,50

Delogne. Flore cryptogamique de la Belgique. 2me livraison (mousses). 1885. 5,00

Delporte (A.). Notice sur les travaux nécessaires pour compléter le réseau géodésique belge. 1884, in-8°. 2,00

De Molinari. Guide de l'homœopathiste, indiquant les moyens de se traiter soi-même dans les maladies les plus communes, en attendant l'arrivée du médecin. 2e édit., 1871, 1 vol. in-12. 3,00

Deneffe. Nouveaux trocarts pour la ponction hypogastrique de la vessie. In-8° avec planches. 1,00

Deneffe et Van Wetter. De l'anesthésie produite par injection intra-veineuse de chloral, selon la méthode de M. le professeur Oré. 1875, in-8° de 230 pages. 3.50

— Nouvelles études sur l'anesthésie par injection intra-veineuse de chloral. 1879, in-8°, 128 p. 2,00

— De la ponction de la vessie. 1874, in-8° de 300 pages et pl. chrom. 4,00

Deneubourg. Traité pratique d'obstétrique ou de la parturition des principales femelles domestiques, comprenant tout ce qui a rapport à la génération et à la mise bas naturelle, les soins à donner à la mère et au nouveau-né de suite après la naissance, pendant l'allaitement et à l'époque du sevrage. 1880, in-8°, 583 pages avec 38 figures dans le texte. 8,00

Deroubaix. Clinique chirurgicale de l'hôpital Saint-Jean, par M. le professeur Deroubaix. Observations recueillies par M. Thiriar, aide de clinique, depuis le 1er avril 1881 jusqu'au 1er juillet 1882. Gr. in-8°, 220 p. avec fig. dans le texte. 5,00

— Clinique chirurgicale de l'hôpital Saint Jean.

I. Observations et leçons cliniques recueillies par M. Lebrun, aide de clinique, depuis le 1er octobre 1877, jusqu'au 1er juillet 1879. 1881, grand in-8° avec figures. 4,00

II. Seconde partie des observations et leçons cliniques recueillies depuis le 1er octobre 1877, jusqu'au 1er juillet 1879. 1881, grand in-8° avec figures. 4,00

Deroubaix. Traité des fistules uro-génitales de la femme, comprenant les fistules vésico-vaginales, vésicales cervico-vaginales, uréthro-vaginales cervico-utérines, vésico-utérines. 1872, un gros vol. in-8° de 824 pages, orné de planches intercalées dans le texte. 12,00

— Compte-rendu des travaux relatifs à la chirurgie pendant la période 1841-1866. 1867, in-8°, 103 pages. 1,50

— Fragments sur la compression. In-8°, 50 p. 1,00

— Quelques mots à propos du nouveau projet de loi sur l'enseignement supérieur. 1883. Brochure in-8° de 48 p. 1,25

De Saint-Moulin. De l'accouchement prématuré artificiel particulièrement envisagé dans ses moyens d'exécution. 1878, in-8°, 154 pages. 2,50

Desguin. Nouvelle étude critique sur les symptômes cérébraux du rhumatisme. 1870, in-8°, 120 pages. 2,00

— Étude de métalloscopie et de métallothérapie. 1880, in-8°. 2,00

— Le burquisme, métalloscopie et métallothérapie. Rapport fait à l'Académie royale de médecine de Belgique, dans la séance du 29 décembre 1883, par le docteur Victor Desguin. In-8°. 1,25

Desmet (Édouard). Des dermatoses considérées au point de vue de la classification de l'étiologie, de l'anatomie pathologique et du traitement. 1870, in-8°. 4,00

— Des rétrécissements du canal de l'urèthre. 1880, in-8°, 560 pages. 7,50

De Smeth (Joseph). Les maladies et les infirmités de l'esprit. Conférence clinique recueillie par Longfils. (Extrait des *Annales de l'Université.*) In-8°, 40 pages. 2,00

— Symptômes et traitement des maladies mentales à leur début, par le docteur Alb. Erlenmeyer. (Mémoire couronné par la Société allemande de psychiatrie et de psychologie légale.) Traduit de l'allem., sur la 5e édit. 1868, in-8°, 160 pages. 3,00

De Smeth (Joseph). De la mélancolie. Étude médicale. Thèse présentée à la faculté de médecine de Bruxelles. 1872, in-8°. 5,00

Dewalque. Prodrome d'une description géologique de la Belgique. 2e édition, 1880, fort. vol. in-8°. 8,00

Didacus. La science du mouvement et des innovations proposées pour l'enseignement de la gymnastique. 1884, in-8°. 3,00

Droixhe. Conférences universitaires sur la médecine pratique de l'enfance (partie spéciale). 1884, in-8°. 4,00

Dumoulin. De l'emploi thérapeutique des sels de cuivre dans la scrofulose, par N. Dumoulin, professeur de thérapeutique et de clinique médicale, à l'Université de Gand. 1885. Broch. in-8°, 40 pages. 2,00

Dutrieux-Bey. Le choléra dans la basse-Egypte en 1883. Relation d'une exploration médicale dans le Delta du Nil, pendant l'épidémie cholérique, par Dutrieux-Bey. 1884. In-8°, 287 pages avec carte explicative. 5,00

Esmarch. Les premiers soins à donner en cas d'accidents subits. — Trad. par le Dr Eugène Van Oye. Petit in-8°, de 100 p. Bruxelles, 1884. 1,25

Félix. De l'assainissement des villes et des habitations au moyen du comburateur hygiénique au gaz. 1880, in-8°. 2,50

— De la destruction des gaz méphitiques. 1876, in-8°. 1,50

— De l'action physiologique et thérapeutique du phosphore pur et de son emploi dans le traitement curatif de la bronchite chronique, de l'emphysème et de la phtisie pulmonaires. 1881, in-8°. 4,00

— Etude clinique sur la fistule à l'anus et son traitement au moyen de la section linéaire. Méthode et procédés nouveaux. 1875, in-8°. 2,00

— Etude sur les hôpitaux et les maternités. 1876, in-8°, 64 pages avec croquis, plans, devis, etc. 2,00

— Considérations sur l'attelage du cheval et du chien. 1877, in-8°, 16 pages. 1,00

Foelen. Manuel populaire sur les soins à donner aux chevaux, ânes et mulets employés au travail dans les champs ou dans l'industrie. 1867, in-12, 115 pages. 1,00

Foulen. Du chromate neutre de potasse. 1866, in-8°, 33 p. 1,50

Francotte. La diphtérie, considérée principalement au point de vue de ses causes, de sa nature et de son traitement. Mémoire de médecine couronné au concours de l'enseignement supérieur de l'année 1881-1882. Vol. in-8°, 416 pages avec planch. lith., 2e édit. 8,00

Francotte (P.). Théorie de la formation des images microscopiques d'après Abbe, par P. Francotte. In-8°, 20 pages et 1 planche. 1,00

— Description d'instruments construits par M. Reichert, de

Vienne, par P. Francotte. In-8°, 6 pages et 6 figures. 1,00

Formulaire du service de santé de l'armée, des prisons et des chemins de fer, suivi d'une instruction pour les soins à donner dans les cas d'empoisonnement et d'asphyxie. In-8°. 60 pages. 0,50

Forster. Formulaire de poche à l'usage des médecins vétérinaires. Traduit de l'autrichien, par J. B. Derache et J. M. Wehenkel, professeurs à l'école vétérinaire de Bruxelles, d'après la 2e édition, revue et augmentée, 2 vol. Maladies externes. 1878, in-18, XII-187 pages. 8,00

Fritsch. Pathologie et traitement des affections puerpérales, par H. Fritsch, professeur d'obstétrique et de gynécologie à l'Université de Breslau. Ouvrage traduit de l'allemand, par E. Lauwers, docteur en médecine à Courtrai, et E. Hertoghe, docteurs en médecine, à Anvers. (Sous presse.)

Gallez. Histoire des kystes de l'ovaire, envisagée surtout au point de vue du diagnostic et du traitement. Ouvrage couronné par l'Académie royale de médecine de Belgique. 1 vol. in-4° de 1000 p. et atlas de 24 pl. renfermant 112 fig. 9,00

Gravis. Recherches anatomiques sur les organes végétatifs de l'urtica dioïca, L, par A. Gravis. Grand in-4°, Bruxelles, 1885, 256 pages avec 23 planches. 20,00

Guibert. Histoire naturelle et médicale des nouveaux médicaments introduits dans la thérapeutique depuis 1830 jusqu'à nos jours, 2e édit., augmentée des médicaments admis en thérapeutique depuis 1865, jusqu'en 1874, par le docteur Heckel, professeur agrégé à la faculté de Montpellier. Ouvrage couronné (médaille d'or) par la Société royale des sciences médicales et naturelles de Bruxelles. 2 vol. in-8°, 1000 pages (au lieu de 16 francs). 6,00

Hayoit. Des accidents céphaliques sympathiques de la dyspepsie. Bruxelles, 1884. 1,25

Heger. Étude critique et expérimentale sur l'émigration des globules du sang, envisagée dans ses rapports avec l'inflammation. 1878, in-8°. 2,00

— Recherches sur la circulation du sang dans les poumons. 1880, in-8° avec planches. 2,00

— Notice sur l'absorption des alcaloïdes dans le foie, les poumons et les muscles, expériences faites au laboratoire de physiologie de l'Université de Bruxelles. 2,00

Heger. Expériences sur la circulation du sang dans les organes isolés. Introduction à une étude sur les effets toxiques par la méthode des circulations artificielles. 1873, in-8°, 70 p. 2,00

Heger et **Dallemagne.** Études sur les caractères crâniologiques d'une série d'assassins exécutés en Belgique. 1881, in-8° avec 5 planches en photogravure. 4,00

Hermant. Note sur les appareils de déligation pour le transport des fractures en campagne. Nouvelle attelle modelée pour le chargement des fourgons. Nouvelle attelle de campagne articulée applicable à toutes les fractures, par Emile Hermant, médecin principal. (Sous presse.)

Jacques. Essai sur la localisation des alcaloïdes dans le foie. Expériences faites au laboratoire de physiologie de l'Université de Bruxelles. 1880, in-8° avec planches. 2,50

— Eléments d'embryologie, leçons recueillies à l'Université de Bruxelles. 1883, 1 vol. in-12 et figures dans le texte, 108 p., ouvrage cart. à l'anglaise. 4,00

— Les crânes du cimetière du Sablon à Bruxelles. (Extrait des *Annales de l'Université*). 1883, in-8°, 97 pages. 3,00

Janssens. Topographie médicale et statistique démographique de la ville de Bruxelles avec plan. Mémoire couronné par l'Académie royale de médecine de Belgique. 1868, in-4°, 250 p. 8,00

— Iodoformognosie ou monographie chimique, physiologique, pharmaceutique et thérapeutique de l'iodoforme, par le docteur Giovanni Righini, traduit de l'italien et annoté par le docteur E. Janssens. (Mémoire auquel la Société des sciences médicales et naturelles de Bruxelles a décerné une médaille d'argent au concours de 1860.) 1860, in-8°. 2,00

— Le service communal de la désinfection à Bruxelles. Discours prononcé dans la séance de l'Académie royale de médecine de Belgique, du 2 août 1884, par le docteur Janssens, membre titulaire. Brochure in-8° de 16 pages. 1,00

Journez (**H.**). Rapport sur l'épidémie de fièvre typhoïde qui a régné dans la garnison de Liège, pendant le 1er trimestre 1883, in-8°, de 56 pages. 1,50

Koenig. La tuberculose des os et des articulations, d'après les observations personnelles de l'auteur, par le docteur Fr. Koenig, Geheimer medicinalrath, professeur et directeur de la clinique chirurgicale de Goettingue. Traduit de l'allemand par le docteur **Paul Liebrecht,** assistant à l'Université de

Liège. Vol. grand in-8° avec 18 figures intercalées dans le texte. (Sous presse.)

Kuborn. Études sur les maladies particulières aux ouvriers mineurs, employés aux exploitations houillères en Belgique. 1863, in-4°, 302 pages. 6,00

— Des causes de la mortalité comparée de la première enfance dans les principaux climats de l'Europe. Rapport présenté au Congrès international d'hygiène et de sauvetage. 1877, grand in-8°, 113 pages. 4,50

— Des causes de la mortalité comparée de la première enfance dans les principaux climats de l'Europe. 1878, in-8°, 140 p. 2,00

Kufferath. Etude sur les injections intra-utérines pendant et en dehors l'état puerpéral. 1879, in-8°, IV-138 pages. 4,00

Lahousse. Recherches expérimentales sur les lésions histologiques du rein produites par la Cantharidine, suivies de considérations sur divers symptômes de l'albuminurie chez l'homme, par le docteur E. Lahousse, à Anvers. Avec planche lithographiée. (Sous presse.)

Lalieu. Manuel d'oxalimétrie ou méthode de titrages fondée sur l'emploi combiné de l'acide oxalique et du permanganate de potasse, applicable à l'essai de substances médicamenteuses, alimentaires, etc. 1881, in-12 avec figures. 3,00

Larondelle. De la valeur relative des amputations et des résections dans les tumeurs blanches. Indications et contre-indications. In-8°, 180 pages. 6,00

Lefebvre. Louise Lateau de Bois-d'Haine. Sa vie. — Ses extases. — Ses stigmates. 2e édition, 1873, in-12, 395 pages. 2,50

— Du choléra. Origine. Propagation. Moyens préservatifs, par le docteur Lefebvre, professeur à l'Université de Louvain, etc. Bruxelles, 1884. In-8° de 40 pages. 1,25

Liebrecht. De l'excision du goître parenchymateux, 1883, in-8°, de 270 pages. 6,00

Lister. Les publications réunies de J. Lister, sur la chirurgie antiseptique et la théorie des germes. Traduit par le docteur G. Borginon. 1881, in-8°, 650 p. avec fig. et pl. 10,00

Logie. Davos et les stations hivernales du Midi (Cannes, Nice, Menton, San-Remo, etc.), par le docteur V. Logie. Bruxelles, 1884. In-8°, 50 pages. 2,00

Manouvriez. Étude d'hygiène industrielle sur la houille et ses dérivés, de l'anémie des mineurs, dite d'Anzin. 247 p. 5,00

Melsens. Emploi thérapeutique de l'ammoniaque, des sels et des composés ou mélanges ammoniacaux complexes dans les affections des organes respiratoires. Brochure in-8°. 0,50

— Sur l'emploi de l'iodure de potassium pour combattre les affections saturnines mercurielles et les accidents consécutifs de la syphilis. 1866, in-8°. 1,00

Merchie. Manuel pratique des appareils modelés ou nouveau système de déligation pour les fractures des membres, les luxations, les entorses et autres lésions nécessitant une immobilisation complète et instantanée. 1872, un gros volume in-8° de 600 pages, orné de planches intercalées dans le texte. 8,00

— Appareils modelés ou nouveau système de déligation pour les fractures des membres, précédé d'une histoire analytique des principaux appareils à fractures, employés depuis les temps les plus reculés jusqu'à nos jours. 1 vol. in-8° de 607 p. avec 82 figures intercalées dans le texte. 5,00

Michel. Traité des maladies des fosses nasales et de la cavité naso-pharyngienne, d'après des observations personnelles. Traduit de l'allemand par le docteur A. Capart. 1879, in-8° avec planches. 4,00

— Du traitement des maladies de la gorge et du larynx. Etudes cliniques par le docteur Carl Michel (de Cologne). Ouvrage revu spécialement par l'auteur pour l'édit. franç., trad. de l'allem., par le docteur Calmettes. 1884. 1 vol. gr. in-8°, 144 p. 4,00

Miot. Recherches physiologiques sur l'innervation du cœur. 1876, in-8°, 140 pages. 3,00

— Recherches physiologiques sur la formation des globules du sang. 1865, in-4°. 3,00

— Du traitement des maladies nerveuses par l'électricité statique. 1883, in-8°, 31 pages. 2,00

— Du daltonisme au point de vue théorique et pratique. Étude critique des méthodes d'exploration du sens chromatique et rapport à M. le Ministre des travaux publics sur la réforme des employés de chemin de fer, affectés de daltonisme en Suède, Norwège et Danemark. In-8°, 146 pages. 2,50

— Du massage, son action physiologique, sa valeur thérapeutique, spécialement au point de vue du traitement de l'entorse. In-8°, 27 pages. 1,50

Monin. Essai sur les odeurs du corps humain dans l'état de santé et dans l'état de maladie, par le docteur E. Monin.

Mémoire couronné par la Société de médecine pratique. Un vol. in-16, 130 pages. 2,00

Monin. Traitement du diabète, par le docteur Monin. Mémoire couronné par la Société de médecine d'Anvers. In-8°, 68 p. 2,00

Mourlon. La téléphonie à grande distance, système de télégraphie et de téléphonie simultanées, par les mêmes fils de F. Van Rysselberghe, par Charles Mourlon, secrétaire de la Société belge d'électriciens. 3e édit., in-8° avec grav. et pl. dans le texte. 3,00

Mouvement hygiénique (Le). Paraît le 10 de chaque mois, par cahier de deux feuilles et demie au moins (40 pages in-8°). Le prix de l'abonnement est de 8 fr. par an pour la Belgique, 10 fr. pour l'étranger.

Motte. Etude clinique et expérimentale sur l'étranglement herniaire et en particulier sur l'action des gaz dans la production de cet accident. 1876, in-8°, 100 pages et 3 planches. 3,00

Norlander et **Martin.** Manuel de gymnastique rationnelle suédoise, à l'usage des écoles primaires, des écoles moyennes, des athénées, des écoles normales, de l'armée et de la marine, publié d'après les meilleures sources. 1883, in-8°, VIII-242 p., 3 planches et 294 figures intercalées dans le texte. 5,00

Nyssens. Traitement spécifique de la dysenterie. 32 p. 1,50

Peeters. Gheel et le patronage familial. — Lettres médicales. Vol. grand in-8° de 250 pages. Bruxelles, 1883. 4,50

— L'alcool, physiologie, pathologie et médecine, par le docteur J. A. Peeters, médecin-inspecteur de la colonie d'aliénés de Gheel. (Sous presse.)

Petit. Vingt-cinq années de pratique chirurgicale. Traitement des affections chirurgicales que l'on rencontre le plus fréquemment dans les centres industriels. 1882. 2,50

Philippart. Des émissions sanguines dans le traitement des maladies aiguës, suivi du rapport dont il a été l'objet à l'Académie royale de médecine de Belgique, dans la séance du 27 janvier 1883. In-8°. 2,00

Prinz et **Van Ermengem.** Recherches sur la structure de quelques diatomées contenues dans le « Cemenstein » du Jutland. Bruxelles, 1883. Grand in-8°, 5 pl. hors texte. 4,50

Richald. Hygiène des professions libérales. 3e édition, augmentée d'un tableau synoptique des eaux minérales. 1878, in-8°, 192 pages. 5,00

Rommelaere. Du diagnostic du cancer. 1883, in-8° 93 p. 3,00

— Recherches sur l'origine de l'urée. 1880, in-8°, 107 p. 2,00

— De la déformation des globules rouges du sang. 1874, in-8°, 48 pages avec 4 planches. 2,00

— Etude sur Van Helmont. 1868, in-4° de 272 pages. 6,00

— De la pathogénie des maladies urémiques. Étude de physiologie pathologique. In-8° avec planches. 2,00

— De l'empoisonnement par le phosphore. 1871, in-8°, 80 p. 2,00

— De l'empoisonnement par le phosphore et de son traitement par l'essence de térébenthine de France. 1875, in-8°, 47 p. 2,00

— De l'atelectasie pulmonaire. 1881, in-8°. 4,00

— De l'accélération cardiaque extrême. Contribution à l'étude des névroses de la motilité cardiaque. 1883, 48 pages. 1,00

— De la mensuration de la nutrition organique. Première partie : azoturie et chlorurie. 1883, 60 pag. 1,00

Scheuer. Traité des eaux de Spa. — Promenades et distractions. Vertus et mode d'emploi des eaux et des bains. Hygiène des malades. Indications et conduite du traitement. 2e édit., revue et considérablement augmentée. 1881, in-12, VI-328 p. et grav. 4,00

— Un chapitre de chirurgie conservatrice pour le traitement des fractures compliquées et d'autres lésions graves des membres inférieurs. 1878, in-8° avec 3 gravures. 3,00

Schroeder. Manuel des maladies des organes sexuels féminins, par le professeur D. Carl Schroeder, de Berlin. Traduction française, d'après la 6e édition. In-8° avec nombreuses figures dans le texte. (Sous presse.)

Stappaerts. Examen du système de S. Hahnemann. Le spiritualisme et le matérialisme en médecine. 1881, in-8°. 4,00

Stiénon. Étude sur la structure du névrome (extrait des *Annales de l'Université de Bruxelles*). Bruxelles. In-8°, 24 pages avec 2 pl. 1,00

— Action physiologique de la quinine sur la circulation du sang, expériences faites au laboratoire de physiologie de l'Université de Bruxelles. In-8° de LVIII-99 pages et 13 planches. 4,00

— Recherches sur la structure des ganglions spinaux chez les vertébrés supérieurs. 1880, in-8° avec fig. et pl. 2,00

Talbert. L'allaitement maternel, conseils aux mères de familles, par le docteur Talbert, ancien inspecteur de la direction municipale des nourrices de la ville de Paris. 1 vol, in-12, 60 pages. 1,25

Tamine. Recherches théoriques et pratiques sur les accumulateurs électriques, par René Tamine, ingénieur des ponts et chaussées. 1 vol. gr. in-8° de 333 pages avec fig. 7,50

Thiriar. De la pleurésie purulente chez les enfants, considérée surtout au point de vue de son traitement par la thoracentèse et les injections iodées, après anesthésie par le chloral. In-8°, 87 pages. Bruxelles, 1877. 2,00

— De l'ovariotomie antiseptique considérée surtout au point de vue du traitement du pédicule et de la plaie abdominale, ainsi que de l'étude physiologique et pathologique des accidents dus aux lésions nerveuses. 1882, in-8°, 300 p. 6,00

— Etude sur le traitement des plaies des arcades palmaires. 1881, in-8°. 2,00

Tirifahy. Kystes ovariques multiloculaires, ovariotomie antiseptique, suture péritonéale indépendante, refoulement du pédicule dans l'abdomen. 1882, in-8°. 2,50

Tripier. L'électricité et le choléra, genèse, prophylaxie et traitement, par le docteur A. Tripier. (Extrait du journal, *La lumière électrique*, n° du 2 avril 1884.) 0,50

Troeltsch (de). Anatomie de l'oreille appliquée à la pratique et à l'étude des maladies de l'organe auditif. 1862, in-12, 172 p. 2,50

Van den Corput. Aperçu de matière médicale et de thérapeutique brésiliennes. 1865, in-8°, 55 pages. 2,00

— Des fécules et des substances propres à les remplacer au point de vue de l'alimentation et des applications techniques. — Rapport présenté à M. le Ministre de l'Intérieur, au nom de la commission du concours institué par arrêté royal du 25 octobre 1855, 1 vol. in-4°. 3,00

— Histoire naturelle et médicale de la trichine. Recherches sur l'ancienneté de la maladie produite par cet entozoaire; symptômes, diagnostic et traitement de la trichinose; mesures pour prévenir son développement. 1866, in-8°, 42 p. avec grav. 2,00

— La crémation. In-8°, 13 pages. 1,00

— Les désinfectants et les antiseptiques au point de vue de la prophylaxie de quelques maladies. In-8°, 34 pages. 1,00

Van Ermengem. Contribution à l'étude du microbe du choléra asiatique: recherches sur un microorganisme découvert par MM. Finkler et Prior dans le choléra sporadique. Bruxelles, 1884. In-8°, 27 pages et 4 photographies. 3,00

— Recherches sur le microbe du choléra asiatique, par le docteur Van Ermengem. Orné de 12 planches en phototypie et nombreuses gravures dans le texte. (Sous presse.)

Van Lair. Sur un cas d'herpès tonsurans. 1871, in-8°, 16 p. 1,00

— Spring. Sa vie et ses travaux. 1872, in-8°, 87 p. et portr. 2,50

— Recherches anatomiques sur l'éléphantiasis des Arabes. 1871, in-8°, 45 pages et 3 planches. 2,00

— Les névralgies, leurs formes et leur traitement. 2e édition, entièrement refondue et considérablement augmentée. 1882, grand in-8°, 350 pages. 8,00

Van Lair et **Masius.** De la microcythémie. 1871, in-8°, 101 pages. 2,00

Vindevogel. Guide du poitrinaire ou méthode à suivre pour prévenir et guérir les maladies du sang et de la poitrine ainsi que la débilité constitutionnelle. 1881, in-32, 40 pages. 0,50

— Etudes et observations sur les tumeurs, au point de vue de leur traitement curatif radical. (Ouv. exposant la pratique suivie par les médecins de l'Institut Windelincx, et relatant les cures y opérées.) Bruxelles, 1884. 3,00

— Le même ouvrage avec planches photographiées, exposant plus de 40 cures. 20,00

Warlomont. Quelques mots sur un nouveau cas de chromhydrose palpébrale. 1864, in-8°, 80 pages. 2,00

— Louise Lateau. Rapport médical sur la stigmatisée de Bois-d'Haine. 1875, in-8°, 195 pages. 4,00

— La fève de Calabar, ses propriétés physiologiques et son application à la thérapeutique oculaire. 1863, in-8°, 36 pages. 1,00

— Compte-rendu du Congrès périodique international d'ophthalmologie, 2e session. 1863, in-8°, 252 pages et portraits. 12,50

— De la valeur du diplôme de médecin allemand, délivré par les jurys spéciaux de l'Allemagne du nord à la suite de l'examen d'Etat (Staats-Prufung). 1880, in-8°. 0,50

— Louise Lateau devant l'Académie royale de médecine de Belgique. 1875, in-8°, 260 pages. 4,00

— De l'admission des médecins étrangers à exercer l'art de guérir en Belgique. 1879, in-8°. 0,75

Warlomont. Traité de la vaccine et de la vaccination humaine et animale. 1883, in-8°, 384 pages et 1 planche. 7,00

— La vaccine et la vaccination obligatoire à l'Académie royale de médecine de Belgique. 1881, in-8°, 92 pages. 3,00

Warlomont, Duwez et **Verriest.** Compte-rendu du Congrès périodique international des sciences médicales, 4e session. 1875, in-8°, CCXVIII-814 pages. 15,00

Wasseige. Des opérations obstétricales. Cours professé à l'Université de Liége. 1881, in-8° avec fig., cart., 2e tirage. 10,00

PUBLICATIONS PÉRIODIQUES.

Annales de l'Université de Bruxelles. (Faculté de médecine.) Tome I, II, III et IV. Grand in-8° avec planches et gravures dans le texte. Chaque vol. se vend séparément. 10,00

Annales de la Société belge de microscopie. Tomes I à VII. Chaque volume. 8,00

Procès-verbaux mensuels. Chaque fascicule. 0,65

Archives médicales belges, organe du corps sanitaire de l'armée. Paraissant chaque mois par livraison de 80 pages. Prix de l'abonnement annuel. 10,00

Bibliographie de Belgique. Journal officiel de la librairie, paraissant le 1er et le 15 de chaque mois. Abonnement annuel pour la Belgique, 4 fr., pour l'étranger, le port en plus.

Bulletin de l'Académie royale de médecine de Belgique. — Ce recueil est publié, tous les mois (août excepté), par cahiers in-8°, et forme chaque année, un vol. de 1000 pages au moins. Le prix de l'abonnement est de 10 francs.

Bulletin de la Société d'anthropologie de Bruxelles. Vient de paraître : tome III, fascicule II, 1884-1885. En vente : tome Ier, 10 fr.; tome II, 12 fr.

Le tome III est en cours de publication, le prix sera de 12 fr. et l'on peut y souscrire dès à présent.

Guide scientifique (le), journal de l'amateur des sciences, de l'étudiant et de l'instituteur. Publication honorée d'une souscription du Ministère, pour les écoles d'agriculture, etc.

Abonnements : France, un an 6 fr., six mois fr. 3,50. Étranger, un an 8 fr., six mois fr. 4,50.

Journal de la ligue patriotique contre l'alcoolisme. Organe mensuel, publié par la ligue patriotique contre l'alcoolisme. un an. 3,00

Mouvement hygiénique, paraît le 10 de chaque mois, par cahier de deux feuilles et demie au moins (40 pages in-8°). Le prix de l'abonnement est de 8 fr. par an pour la Belgique, 10 fr. pour l'étranger.

Revue internationale de l'enseignement des sourds-muets, sous le haut patronage de MM. O. Claveau, Ad. Franck, Godard, Ladreit de Lacharrière, Eug. Péreire, E. Peyron.

Il paraîtra un numéro par mois, contenant 16 pages de texte, format in-8°, à partir du 1er avril prochain.

Le prix de l'abonnement est de 12 francs par an, ou de 7 francs pour six mois.

www.ingramcontent.com/pod-product-compliance
Lightning Source LLC
LaVergne TN
LVHW020038170826
845678LV00001B/318
9782329695785